F. Nötzel / C. Schultz
Leitfaden der kieferorthopädischen Diagnostik

F. Nötzel / C. Schultz

Leitfaden der kieferorthopädischen Diagnostik

Analysen und Tabellen für die Praxis

2. überarbeitete Auflage

Mit 210 Abbildungen in 298 Einzeldarstellungen und 75 Tabellen

Deutscher Zahnärzte Verlag Köln

Dr. med. dent. Frank Nötzel
Wismarsche Straße 4
18057 Rostock

Dr. med. dent. Christian Schultz
Gebrüder-Boll-Straße 1d
17033 Neubrandenburg

1. Auflage 2001

ISBN 978-3-7691-3369-1

zahnheilkunde.de
kieferorthopaedie-wissen.de

Bibliografische Information der Deutschen Nationalbibliothek
Die Deutsche Nationalbibliothek verzeichnet diese Publikation in der Deutschen Nationalbibliografie; detaillierte bibliografische Daten sind im Internet über http://dnb.d-nb.de abrufbar.

Die Wiedergabe von Gebrauchsnamen, Handelsnamen, Warenbezeichnungen usw. in diesem Werk berechtigt auch ohne besondere Kennzeichnung nicht zu der Annahme, dass solche Namen im Sinne der Warenzeichen- oder Markenschutz-Gesetzgebung als frei zu betrachten wären und daher von jedermann benutzt werden dürften.

Wichtiger Hinweis:
Die Zahnmedizin und das Gesundheitswesen unterliegen einem fortwährenden Entwicklungsprozess, sodass alle Angaben immer nur dem Wissensstand zum Zeitpunkt der Drucklegung entsprechen können.

Die angegebenen Empfehlungen wurden von Verfassern und Verlag mit größtmöglicher Sorgfalt erarbeitet und geprüft. Trotz sorgfältiger Manuskripterstellung und Korrektur des Satzes können Fehler nicht ausgeschlossen werden.

Der Benutzer ist aufgefordert, zur Auswahl sowie Dosierung von Medikamenten die Beipackzettel und Fachinformationen der Hersteller zur Kontrolle heranzuziehen und im Zweifelsfall einen Spezialisten zu konsultieren.

Der Benutzer selbst bleibt verantwortlich für jede diagnostische und therapeutische Applikation, Medikation und Dosierung.

Verfasser und Verlag übernehmen infolgedessen keine Verantwortung und keine daraus folgende oder sonstige Haftung für Schäden, die auf irgendeine Art aus der Benutzung der in dem Werk enthaltenen Informationen oder Teilen davon entstehen.

Das Werk ist urheberrechtlich geschützt. Jede Verwertung in anderen als den gesetzlich zugelassenen Fällen bedarf deshalb der vorherigen schriftlichen Genehmigung des Verlages.

Copyright © 2009 by
Deutscher Zahnärzte Verlag
Dieselstraße 2, 50859 Köln
Die Deutsche Zahnärzte Verlag DÄV GmbH ist ein Tochterunternehmen der Deutscher Ärzte-Verlag GmbH.

Umschlagkonzeption: Sybille Rommerskirchen
Titelgrafik: Eva Kroll
Satz: Plaumann, 47807 Krefeld
Druck/Bindung: Warlich Druck, 53340 Meckenheim

5 4 3 2 1 0 / 612

Vorwort

Für eine exakte und ausführliche kieferorthopädische Diagnostik ist die Kenntnis verschiedenster Methoden zur Analyse von Modellen, Röntgenbildern und Fotos von entscheidender Bedeutung für die Planung und Durchführung der Therapie. Die Auswahl möglicher Verfahren ist äußerst umfangreich und scheint manchmal grenzenlos.

Nunmehr erscheint der Leitfaden in der 2. Auflage. Kleinere Fehler, auf die uns Kolleginnen und Kollegen aufmerksam gemacht haben, sind behoben und einige Textpassagen wurden präzisiert.

Der vorgelegte Leitfaden der kieferorthopädischen Diagnostik möchte eine Orientierung über die in der Praxis angewandten und in der Literatur beschriebenen Analysen, Leitsätze, Tabellen und Formeln geben.

Dieses Buch ist als Nachschlagewerk für die tägliche Praxis konzipiert und möchte ein möglichst übersichtliches Bild über die diagnostischen Möglichkeiten des Fachgebietes geben. Wir haben bewusst darauf verzichtet, einzelne Methoden kritisch zu bewerten.

Für Anregungen und Hinweise sind wie wiederum dem kritischen Leser dankbar.

Unser besonderer Dank gilt unseren Freunden und Kollegen *Matthias Hartung, Jörg Fischer, Ingo Petsch* und *Mario Schlups* für die Unterstützung.

September 2008
Frank Nötzel und Christian Schultz
www.kieferorthopaedie-wissen.de

Inhaltsverzeichnis

1	**Gebissentwicklung und Dentition**	**1**
	1.1 Einführung – 1	
	1.2 Milchgebiss (1. Dentition) – 1	
	1.3 Permanentes Gebiss (2. Dentition) – 1	
	1.4 Gebissentwicklung im lückenlosen Milchgebiss – 4	
	1.5 Gebissentwicklung im lückigen Milchgebiss – 5	
	1.6 Durchbruchmodus im Wechselgebiss – 6	
2	**Terminologie und Nomenklatur**	**7**
	2.1 Einführung – 7	
	2.2 Die „Sechs Schlüssel der Okklusion" nach Andrews – 7	
	2.3 Klassifikation nach Angle – 9	
	2.4 Orthogonale Analyse – 11	
	2.5 Biogenetische Einteilung nach Kantorowicz und Korkhaus – 11	
	2.6 Befundgruppen nach Schmuth – 13	
	2.7 Einteilung der Leitsymptome nach Klink-Heckmann und Reichenbach, Bredy – 14	
	2.8 Einteilung der Progenie – 14	
	2.9 Dysmorphologische Klassifikation nach Ehmer – 15	
	2.10 Systematische Übersicht der Okklusionsabweichungen – 15	
	2.10.1 Sagittale Okklusionsabweichungen und Bestimmung der Bisslage – 15	
	2.10.2 Transversale Okklusionsabweichungen – 18	
	2.10.3 Vertikale Okklusionsabweichungen – 20	
	2.10.3.1 Einführung – 20	
	2.10.3.2 Offener Biss – 20	
	2.10.3.3 Tiefer Biss – 21	
3	**Modellanalyse**	**23**
	3.1 Einführung – 23	
	3.2 Modellvermessung – 24	
	3.3 Bestimmung der Summa incisivorum im Ober- und Unterkiefer – 24	
	3.4 Index nach Tonn – 25	
	3.5 Durchschnittsbreiten permanenter Zähne – 25	
	3.6 Transversale Abweichungen – 25	
	3.6.1 Einführung – 25	
	3.6.2 Beurteilung der Zahnbogenbreite und -länge – 29	
	3.6.2.1 Messpunkte und -strecken – 29	
	3.6.2.2 Pont-Index und Modifikationen – 29	
	3.7 Sagittale Abweichungen – 33	
	3.7.1 Zahnbogenlängenmessung nach Korkhaus – 33	

		3.7.2	Zahnwanderungen und Symmetrievergleich (transversal und sagittal) – 36

- 3.8 Vertikale Abweichungen – 38
  - 3.8.1 Einführung – 38
  - 3.8.2 Beurteilung der Spee-Kurve – 38
  - 3.8.3 Gaumenhöhenindex nach Korkhaus – 38
- 3.9 Stützzonenanalyse – 40
  - 3.9.1 Einführung – 40
  - 3.9.2 Stützzonenmittelwerte – 40
  - 3.9.3 Vermessung der Stützzone nach korrelativen Abhängigkeiten von der Größe des Frontzahnmaterials – 41
    - 3.9.3.1 Beurteilung der Stützzonen nach Berendonk – 41
    - 3.9.3.2 Stützzonenanalyse nach Moyers – 41
  - 3.9.4 Röntgenologisch-korrelationsstatistische Stützzonenanalyse nach Hixon und Oldfather – 43
- 3.10 Platzanalyse im permanenten Gebiss – 44
  - 3.10.1 Einführung – 44
  - 3.10.2 Platzbedarfsanalyse nach Nance – 44
  - 3.10.3 Segmentanalyse nach Lundström – 45
  - 3.10.4 Breitenrelation nach Bolton – 45
- 3.11 Analyse der apikalen Basis nach Rees – 48
- 3.12 Schema der Platzanalyse im Unterkiefer – 49
- 3.13 Beurteilung des Milchzahnbogens – 51

4 Kephalometrische Analyse 53

- 4.1 Einführung – 53
- 4.2 Bezugspunkte, Linien und Winkel – 58
  - 4.2.1 Skelettale und konstruierte Bezugspunkte – 59
  - 4.2.2 Dentale Bezugspunkte – 60
  - 4.2.3 Weichteilpunkte – 61
  - 4.2.4 Bezugsebenen – 63
- 4.3 Sagittale Parameter – 65
- 4.4 Vertikale Parameter – 68
- 4.5 Profiltyp – 71
- 4.6 Metrische Parameter – 72
- 4.7 Dentale Parameter – 74
- 4.8 Position der Unterkieferschneidezähne – 76
  - 4.8.1 Tweed-Formel – 76
  - 4.8.2 Steiner-Formel – 76
  - 4.8.3 Ricketts-Formel – 77
  - 4.8.4 Holdaway-Formel – 77
- 4.9 Ausgewählte kephalometrische Analysen – 78
  - 4.9.1 Einführung – 78
  - 4.9.2 Analyse nach Steiner – 79
  - 4.9.3 Individuelle Einstellung der Schneidezähne nach Steiner – 80
  - 4.9.4 Analyse nach A.M. Schwarz – 81
  - 4.9.5 Analyse nach Segner und Hasund – 83

          4.9.6   Analyse nach Ricketts – 86
          4.9.7   Analyse nach Jarabak – 88
          4.9.8   Strukturelle Analyse und Wachstumsrichtung nach Björk und Skieller – 92

5 **Orthopantomogramm** 97
    5.1   Einführung – 97
    5.2   Aufnahmetechnik – 97
    5.3   Systematische Diagnostik – 100
    5.4   Zahnalterbestimmung – 101
    5.5   Zahnmineralisationsstadien – 101
    5.6   Stadien der Entwicklung von Zahnkrypte und Zahnfach – 105
    5.7   Zahndurchbruch – 105
    5.8   Beurteilung der Weisheitszähne – 105
    5.9   Zahnentwicklungs- und Durchbruchsstörungen – 106
          5.9.1   Allgemeine Faktoren – 106
          5.9.2   Genetisch determinierte Störanfälligkeiten der Zahnbildung nach Hoffmeister – 106
    5.10 Eckzahnverlagerung, -angulation und -position – 116

6 **Handröntgenanalyse** 119
    6.1   Einführung – 119
    6.2   Handröntgenaufnahme – 119
    6.3   Wachstumsverlauf – 126
    6.4   Wachstumspotenzial, Körpergröße – 128

7 **Fotostat- und Profilanalyse** 131
    7.1   Einführung – 131
    7.2   Fotostatanalyse nach A.M. Schwarz – 135
          7.2.1   Kieferprofilfeld – 135
          7.2.2   Profilklassifikation nach A.M. Schwarz – 135
          7.2.3   Profilvarianten nach der Klassifikation nach A.M. Schwarz – 136
          7.2.4   Lippenprofilanalyse nach A.M. Schwarz – 136
    7.3   Beurteilung der Profilkurvatur – 136
    7.4   Analyse des Lippenprofils nach Ricketts – 136
    7.5   Analyse des Lippenprofils nach Korkhaus – 139
    7.6   Proportionen im Gesamtprofil – 139
    7.7   „Goldener Schnitt" – 141
    7.8   Profilkonvexität nach Subtelny – 142
    7.9   Null-Meridian nach Gonzales-Ulloa – 142
    7.10 Ästhetische Ebene nach Steiner – 144
    7.11 Profilanalyse nach Holdaway – 144
    7.12 Profilanalyse nach Legan und Burstone – 144
    7.13 Konturbeschreibung im Profil – 146
    7.14 Enface-Analyse und Gesichtssymmetrie – 146

Literaturverzeichnis 151

Stichwortverzeichnis 155

1 Gebissentwicklung und Dentition

1.1 Einführung

Die Kenntnis der regelrechten Gebissentwicklung ist eine wichtige Voraussetzung für die Beurteilung zahlreicher, mitunter schon im Milchgebiss auftretender Gebissfehlbildungen.

1.2 Milchgebiss (1. Dentition)

Die *Mineralisation* der Milchschneidezähne beginnt in der 17. Embryonalwoche, die der Milchmolaren etwa in der 20. Embryonalwoche. Zum Zeitpunkt der Geburt sind die Zahnkronen der Milchschneidezähne und -eckzähne fast vollständig ausgebildet. Die Kronen der Milchmolaren sind etwa zur Hälfte mineralisiert.

Für den Durchbruch der Milchzähne gelten die in Tab. 1.1 genannten Durchbruchszeiten.

Die Milchzähne im Unterkiefer brechen etwas früher als die des Oberkiefers durch.

Das Milchgebiss ist mit 2 1/2 Jahren vollständig ausgebildet. Die Wurzelbildung dagegen ist erst 1 bis 1 1/2 Jahre später abgeschlossen. Der Zahnbogen des eugnathen Milchgebisses weist eine Halbkreisform auf.

Es gibt prinzipiell zwei Formen des reifen Milchgebisses: das *lückenlose Milchgebiss* und das *lückige Milchgebiss*. Beide Formen werden als eugnathes Milchgebiss angesehen. Die Keime der permanenten Zähne orientieren sich im anterioren Bereich in Staffel- bzw. Torsionsstellung apikal der Milchfrontzähne. Die Prämolarenkeime bilden sich zwischen den Wurzeln der Milchmolaren.

Bevorzugte kieferorthopädische Anomalien im Milchgebiss sind:
- Rücklage des Unterkiefers,
- Vorbiss des Unterkiefers,
- offener Biss (habituell),
- Deckbiss (ein gewisser Tiefbiss im Milchgebiss ist physiologisch).

Die mittleren Durchbruchszeiten der Milchzähne nach Leighton zeigt Tab. 1.2 [71].

1.3 Permanentes Gebiss (2. Dentition)

Die Mineralisation der permanenten Dentition weist eine große individuelle Variabilität auf. Zum Zeitpunkt der Geburt mineralisieren die Spitzen der 6-Jahrmolaren. Im 1. Lebensjahr sind die Spitzen der Frontzähne mineralisiert.

Tab. 1.1: Durchbruchszeiten der Milchzähne, Richtzeiten nach Schopf [94]

Mittlere Milchschneidezähne	6.–10. Lebensmonat
Seitliche Milchschneidezähne	10.–14. Lebensmonat
Milcheckzähne	14.–18. Lebensmonat
1. Milchmolar	18.–24. Lebensmonat
2. Milchmolar	24.–30. Lebensmonat

Tab. 1.2: Durchbruchszeiten im Milchgebiss in Monaten nach Leighton [71]

Zahn	männlich	weiblich	Mittelwert	Standardabweichung
51 + 61	8,92	9,40	9,18	± 2,10
52 + 62	10,19	10,87	10,55	± 2,58
53 + 63	17,51	18,73	18,17	± 3,20
54 + 64	14,55	14,87	14,72	± 2,29
55 + 65	26,28	26,33	26,31	± 3,27
71 + 81	6,95	7,57	7,28	± 2,00
72 + 82	11,06	11,97	11,55	± 2,86
73 + 83	17,78	18,70	18,27	± 3,32
74 + 84	14,69	14,96	14,83	± 2,05
75 + 85	25,60	25,82	25,72	± 4,11

Mit 2 1/2 Jahren sind die Spitzen der 6-Jahrmolaren vollständig, die Kronen der Schneidezähne zur Hälfte sowie die Spitzen der Eckzähne und Prämolaren mineralisiert.

Im 4. Lebensjahr sind die Kronen der 6-Jahrmolaren und Schneidezähne vollständig, die der Eckzähne zur Hälfte und die Prämolaren und 2. Molaren im Bereich der Höckerspitzen mineralisiert. Die Mineralisation der Zähne verläuft parallel zu ihrer Vertikalentwicklung. Nach Durchbruch der permanenten Zähne dauert das *Wurzelwachstum* noch bis zu 3 Jahre an.

Die Mineralisation des Weisheitszahnes beginnt frühestens im 5. bis 8. Lebensjahr, im Allgemeinen erst zwischen dem 10. bis 13. Lebensjahr und in einigen Fällen sogar noch später.

Die Durchbruchszeiten der bleibenden Zähne sind größeren Schwankungen unterworfen als die der Milchzähne. Bei den Mädchen brechen die permanenten Zähne im Allgemeinen drei bis sechs Monate früher durch als bei den Jungen.

Die 2. Dentition verläuft in Phasen und beginnt mit dem Durchbruch der 6-Jahrmolaren. In der *ersten Phase des Zahnwechsels* – zwischen dem 6. und 8. Lebensjahr – wechseln der mittlere Schneidezahn im Unterkiefer, anschließend der mittlere Schneidezahn im Oberkiefer, der seitliche Schneidezahn im Unterkiefer und dann im Oberkiefer.

Tab. 1.3: Durchbruchszeiten der bleibenden Zähne nach Adler [4]

Zahn	Männlich		Weiblich	
	Oberkiefer	Unterkiefer	Oberkiefer	Unterkiefer
1	7,45	6,64	7,15	6,34
2	8,56	7,69	8,18	7,39
3	11,81	10,80	11,12	9,81
4	10,43	10,90	10,06	10,32
5	11,22	11,61	10,87	11,06
6	6,58	6,48	6,38	6,18
7	12,52	11,98	12,17	11,61

1.3 Permanentes Gebiss (2. Dentition)

Es schließt sich eine 1- bis 1^1/$_2$-jährige Pause im Zahnwechsel an.

In der *zweiten Phase des Zahnwechsels* zwischen dem 9. und 12. Lebensjahr wechseln in unregelmäßiger Reihenfolge im Unterkiefer der Eckzahn, der 1. Prämolar, dann der 2. Prämolar oder 2. Molar und im Oberkiefer der 1. Prämolar, der Eckzahn oder 2. Prämolar und schließlich der 2. Molar.

Ein Abweichen von dieser Reihenfolge ist oft im *dysgnathen Gebiss* festzustellen.

Die *Durchbruchszeiten* sind Richtwerte für den *Normalzahner,* die bei *Früh-* bzw. *Spätzahnern* deutlich unter- bzw. überschritten werden. (Tab. 1.3)

1.4 Gebissentwicklung im lückenlosen Milchgebiss

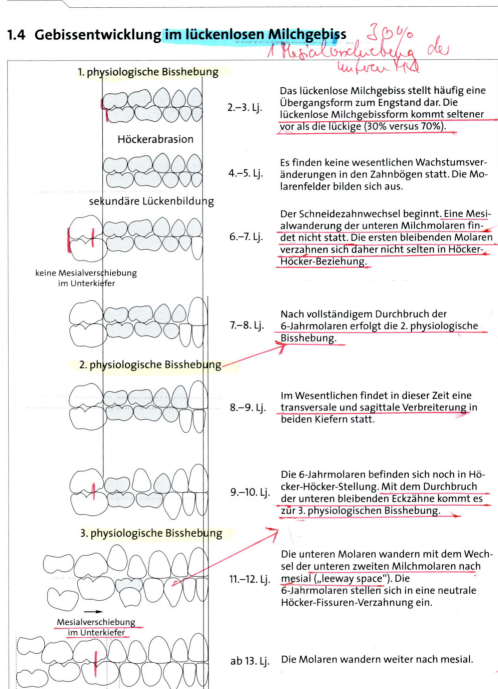

Abb. 1.1: Gebissentwicklung im lückenlosen Milchgebiss (modifiziert nach Baume [10])

1.5 Gebissentwicklung im lückigen Milchgebiss

70 %
2 Mesialverschiebungen der unteren M

1. physiologische Bisshebung

Primatenlücken

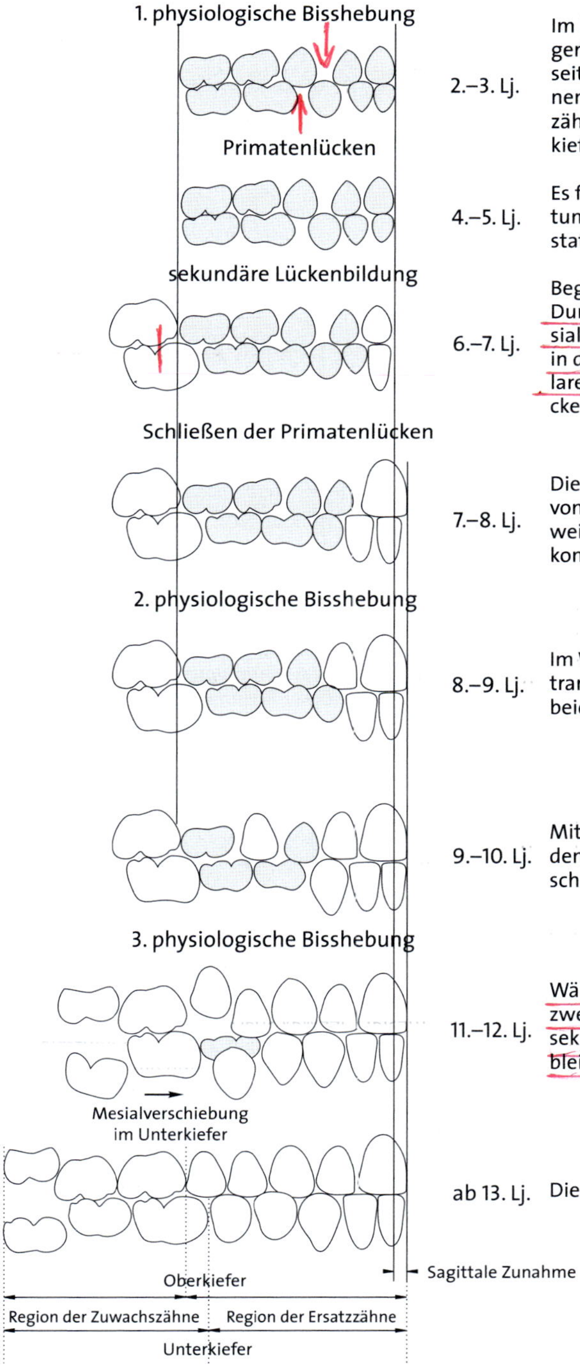

2.–3. Lj. — Im lückigen Milchgebiss finden sich die so genannten Primatenlücken zwischen den seitlichen Schneidezähnen und den Eckzähnen im Oberkiefer und zwischen den Eckzähnen und ersten Milchmolaren im Unterkiefer.

4.–5. Lj. — Es finden keine wesentlichen Wachstumsveränderungen in den Zahnbögen statt. Die Molarenfelder bilden sich aus.

sekundäre Lückenbildung

6.–7. Lj. — Beginn des Schneidezahnwechsels. Mit dem Durchbruch der 6-Jahrmolaren tritt eine Mesialverschiebung der unteren Milchmolaren in die Lücken ein. Die ersten bleibenden Molaren verzahnen sich in einer neutralen Höcker-Fissuren-Verzahnung.

Schließen der Primatenlücken

7.–8. Lj. — Die Primatenlücken im Oberkiefer werden von mesial geschlossen. Die Zahnbögen erweitern sich transversal und sagittal. Es kommt zur 2. physiologischen Bisshebung.

2. physiologische Bisshebung

8.–9. Lj. — Im Wesentlichen findet in dieser Zeit eine transversale und sagittale Verbreiterung in beiden Kiefern statt.

9.–10. Lj. — Mit dem Durchbruch der unteren bleibenden Eckzähne kommt es zur 3. physiologischen Bisshebung.

3. physiologische Bisshebung

11.–12. Lj. — Während des weiteren Zahnwechsels der zweiten Milchmolaren kommt es zur sekundären Mesialverschiebung der unteren bleibenden Molaren.

Mesialverschiebung im Unterkiefer

ab 13. Lj. — Die Molaren wandern weiter nach mesial.

Oberkiefer — Sagittale Zunahme
Region der Zuwachszähne | Region der Ersatzzähne
Unterkiefer

Abb. 1.2: Gebissentwicklung im lückigen Milchgebiss (modifiziert nach Baume [10])

1.6 Durchbruchmodus im Wechselgebiss

Mit dem Durchbruch der ersten bleibenden Molaren im Ober- und Unterkiefer wird ein entscheidender Grundstein für die Okklusion im permanenten Gebiss gelegt. Es gibt vier Varianten der regelrechten Einstellung des 6-Jahrmolaren (Abb. 1.3 bis 1.6).

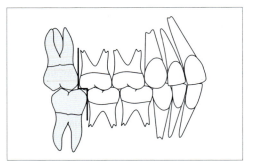

Abb. 1.3: Eine mesial präformierte Abschlussstufe im Milchgebiss führt zu einer unmittelbaren Einstellung des 6-Jahrmolaren während des Durchbruchs in die neutrale Höcker-Fissuren-Verzahnung.

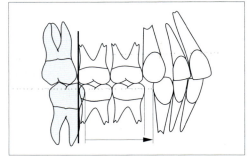

Abb. 1.4: Bei stufenlosem Abschluss und dem Auftreten von Primatenlücken kann es zum Lückenschluss durch Mesialwanderung der beiden unteren Milchmolaren und großer Durchbruchsdynamik des unteren 6-Jahrmolaren zum Einstellen in die neutrale Höcker-Fissuren-Verzahnung kommen.

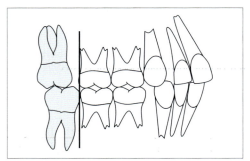

Abb. 1.5: Bei sehr breiten und großen Kiefern kann auch bei stufenlosem Milchmolarenabschluss mit oder ohne Primatenlücken der obere 6-Jahrmolar in einem Abstand vom zweiten Milchmolar direkt in eine neutrale Höcker-Fissuren-Verzahnung durchbrechen.

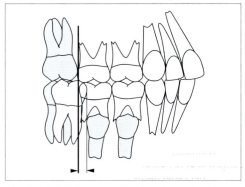

Abb. 1.6: Bei stufenlosem Milchmolarenabschluss und dem Fehlen der Primatenlücken verzahnen sich die beiden 6-Jahrmolaren zwischenzeitlich in einer Höcker-Höcker-Verzahnung. Unter dem Wechsel in der Stützzone während des Durchbruchs der beiden Prämolaren kommt es durch Mesialwanderung unter Ausnutzung des „leeway space" zur Einstellung in eine Neutralverzahnung.

2 Terminologie und Nomenklatur

2.1 Einführung

Zahnfehlstellungen, Okklusionsabweichungen und die Beziehungen der Kieferbasen zueinander werden entsprechend der 3-Dimensionalität des Raumes als sagittale, transversale und vertikale Abweichungen bezeichnet. Die dafür angewendeten Bezeichnungen sind in der Literatur sehr unterschiedlich und nicht einheitlich.

Dysgnathien können nach morphologischen oder entwicklungsbedingten Gesichtspunkten geordnet werden.

2.2 Die „Sechs Schlüssel der Okklusion" nach Andrews

Andrews [5] gebührt der Verdienst, unter Einbeziehung der Morphologie der Zahnkronen und Auswertung von 120 Modellen kieferorthopädisch unbehandelter „idealer" Gebisse, Regeln für die Position des Einzelzahnes und dessen Beziehung zum Nachbarzahn sowie seinem Antagonisten erarbeitet zu haben („six keys of occlusion", Abb. 2.1 bis 2.6):

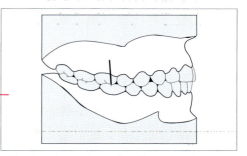

Abb. 2.1: Molarenrelation (key 1): Die distale Fläche der distalen Randleiste des ersten bleibenden Oberkiefermolaren okkludiert mit der mesialen Randleiste des zweiten Unterkiefermolaren und berührt diese Fläche. Der mesiobukkale Höcker des ersten bleibenden Oberkiefermolaren liegt innerhalb der Grube zwischen dem mesialen und mittleren Höcker des ersten bleibenden Unterkiefermolaren. Der mesiolinguale Höcker des ersten Oberkiefermolaren sitzt in der mittleren Fossa des ersten Unterkiefermolaren.

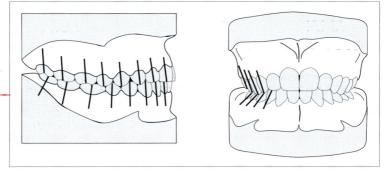

Abb. 2.2: Kronenangulation oder mesiodistaler Tip (key 2): Bei normal okkludierenden Zähnen liegt der gingivale Teil der Längenachse jeder Krone distal zum okklusalen Teil dieser Achse. Der Grad dieser Kippung ist je nach Zahntyp unterschiedlich.

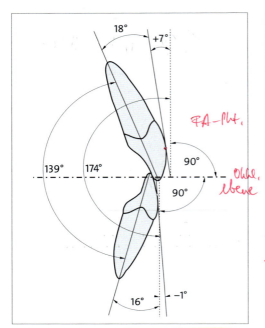

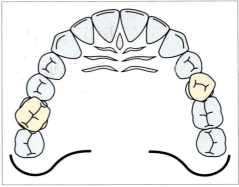

Abb. 2.4: Rotation (key 4): Die Zähne sollten keine Rotationen aufweisen. Rotierte Molaren und Prämolaren nehmen mehr Platz ein, was für eine Normalokklusion ungünstig ist. Rotierte Schneidezähne benötigen weniger Platz als bei regelrechter Stellung.

Abb. 2.3: Kronenneigung und Kronentorque (key 3): Die Kronenneigung ist der Winkel zwischen einer senkrecht zur Okklusionsebene gezogenen Geraden und einer Tangente an die Mitte der labialen bzw. bukkalen klinischen Krone. Bei den oberen Schneidezähnen befindet sich der okklusale Teil der labialen Kronenfläche labial zum gingivalen Teil. Bei allen anderen Zahnkronen befindet sich der okklusale Teil lingual zum gingivalen Teil. Die linguale Kronenneigung im Oberkiefer ist bei den Molaren stärker ausgeprägt als bei den Eckzähnen. Im Unterkiefer nimmt die Lingualneigung nach posterior progressiv zu.

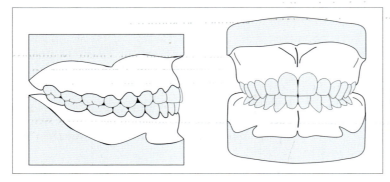

Abb. 2.5: Kontaktpunkt (key 5): Sind keine Anomalien, wie z.B. echte Zahngrößenmissverhältnisse vorhanden, sollten die Kontaktpunkte zwischen allen Zähnen eng sein.

2.3 Klassifikation nach Angle

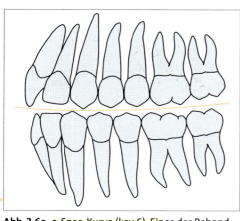
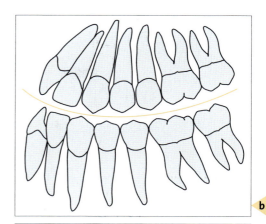
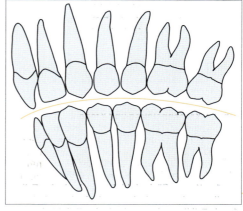

Abb. 2.6a–c: Spee-Kurve (key 6): Eines der Behandlungsziele sollte die flache Okklusionsebene sein. Zwischen dem okklusal am weitesten herausragenden Höcker des zweiten Unterkiefermolaren und dem unteren mittleren Schneidezahn ermittelte Andrews keine Kurve tiefer als 1,5 mm. Eine flache Spee-Kurve ist für die Normalokklusion am günstigsten (**a**). Eine tiefe Spee-Kurve bedeutet weniger Platz für die Oberkieferschneidezähne und bewirkt ein Ausweichen der Zähne nach mesial oder distal (**b**). Eine umgekehrte Spee-Kurve schafft für die Oberkieferzähne zu viel Raum (**c**).

2.3 Klassifikation nach Angle

Eine der international bekanntesten Klassifikationen ist die auf morphologischen Kriterien beruhende Einteilung nach Angle (Abb. 2.7a–f) [6, 7, 8]. Viele Autoren haben versucht, die Nachteile der Angle-Klassifikation, wie die Beurteilung aufgrund der „Molarenkonstanz", der ungenauen Einteilung, der fehlenden ätiologischen Berücksichtigung durch neue Einteilungen zu ergänzen oder zu ersetzen. Angles Klassifikation basiert auf der Stellung der ersten oberen Molaren („key of occlusion") und ihrer Beziehung zu ihren Antagonisten – also auf morphologischen Kriterien. Dadurch werden sehr unterschiedliche Dysgnathien einer einzigen Gruppe zugeordnet. So können zum Beispiel ein offener Biss, eine Frontzahnprotrusion oder ein frontaler Engstand mit einem Neutralbiss vergesellschaftet sein. Grundlage der Angle-Klassifikation ist die Bisslage, erkennbar an der Okklusion der Seitenzähne (Tab. 2.1).

Für die Klassifikation nach Angle werden verschiedene Synonyma verwendet (Tab. 2.2).

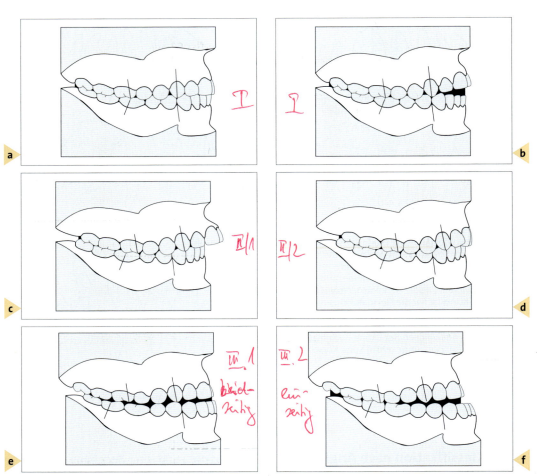

Abb. 2.7a–f: Einteilung der Gebissanomalien nach Angle. a) Klasse I (Neutralokklusion): Die Abweichungen betreffen die bukkolingualen Beziehungen, Zahnbogenform, Platzangebot, Nonokklusion u.v.m. Als Beispiel ist eine Neutralokklusion dargestellt. **b)** Klasse I (Neutralokklusion): Als Beispiel ist die Neutralokklusion kombiniert mit einem offenen Biss dargestellt. **c)** Klasse II (Distalokklusion): Klasse II/1 – Distalokklusion, kombiniert mit lückig protrudierter Front im Oberkiefer (class II division 1). **d)** Klasse II (Distalokklusion): Klasse II/2 – Distalokklusion, kombiniert mit palatinal gekippter Front im Oberkiefer (class II division 2). **e)** Klasse III (Mesialokklusion): beidseitiger Mesialbiss – Unterabteilung 1. **f)** Klasse III (Mesialokklusion): einseitiger Mesialbiss – Unterabteilung 2

Tab. 2.1: Klassifikation nach Angle [6, 7, 8]

Klasse I (Class I)	Neutralokklusion (Regelokklusion, Regelbiss, Normokklusion): alternierendes Ineinandergreifen der Seitenzähne, der Unterkiefer eilt dem Oberkiefer im Eckzahnbereich um eine halbe Prämolarenbreite voraus
Klasse II (Class II)	Distalokklusion (Rückbiss), „postnormal occlusion": Kennzeichen einer Distalokklusion ist eine Rücklage des Unterkiefers, man unterscheidet zwei Formen oder so genannte „Abteilungen": Klasse II/1 – Distalokklusion kombiniert mit lückig protrudierter Front im Oberkiefer [Class II division 1] Klasse II/2 – Distalokklusion kombiniert mit palatinal gekippter Front im Oberkiefer [Class II division 2] „Unterabteilungen": einseitige Bissfehler werden nach Angle als so genannte Unterabteilung bezeichnet
Klasse III (Class III)	Mesialokklusion (Vorbiss), „prenormal occlusion": Kennzeichen einer Mesialokklusion ist die Vorlage des Unterkiefers „Unterabteilungen": einseitige Bissfehler werden nach Angle als Unterabteilung bezeichnet

Tab. 2.2: Gebräuchliche Synonyma zur Angle-Klassifikation

nach Angle	nach Körbitz	nach A. M. Schwarz
Klasse I	Neutraler Biss	Regelbiss
Klasse II	Distalbiss	Rückbiss
Klasse III	Mesialbiss	Vorbiss

2.4 Orthogonale Analyse

Auf ein modifiziertes Venn-Diagramm [42, 84] aufbauende Darstellung der Dysgnathien ist in Abbildung 2.8 zu sehen. In diesem Schema sind Mengen, basierend auf morphologischen Abweichungen vom Ideal, definiert. Bezogen auf das Gebiss sind die ideale Bogenform und die ideale Interkuspidation der Standard. Die ideale Profillinie ist ethnologisch unterschiedlich. Die Patientengruppe, die bei regelrechten transversalen und vertikalen Relationen mesiodistale Abweichungen aufweist, ist als Menge anzusehen, ebenso wie die Patientengruppe mit vertikalen Abweichungen bei sonst regelrechten sagittalen und transversalen Dimensionen.

2.5 Biogenetische Einteilung nach Kantorowicz und Korkhaus

Große Verdienste um eine einfache entwicklungsbedingte (biogenetische) Einteilung haben sich Kantorowicz und Korkhaus erworben [64]. Die von diesen Autoren vorgeschlagene, später von Reichenbach und Brückl [88] modifizierte Einteilung enthält 7 Hauptgruppen (Tab. 2.3).

Reichenbach empfahl bei allen Dysgnathien die *Bisslage* hinzuzufügen. Diese entwicklungsbedingte Einteilung stellte den ersten Versuch dar, sich einer biogenetischen Diagnose zu nähern [66].

Nach heutigem Wissensstand ist die Gebissanomalie das Ergebnis eines multifaktoriellen Geschehens, d.h., ererbte und erworbene Fehlbildungen sind untrennbar miteinander verbunden. Eine bloße Zuordnung in

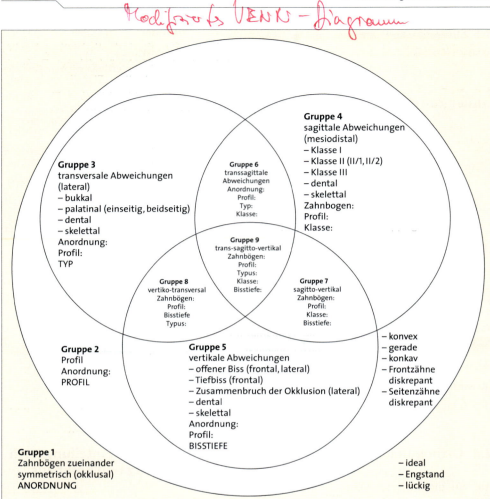

Abb. 2.8: Die orthogonale Analyse. Das Schema ermöglicht eine adäquate Beschreibung jeder Dysgnathie anhand von maximal 5 Kriterien [42, 84].

Tab. 2.3: Einteilung nach Kantorowicz und Korkhaus, modifiziert nach Reichenbach und Brückl [64, 66, 88]

Dysgnathie	
1) Schmalkiefer	a) mit Spitzfront (eng oder lückig)
	b) mit engstehender Front
2) Kreuzbiss	
3) Progenie	
4) Deckbiss	
5) Offener Biss	a) lutschoffener Biss
	b) echter (gnathisch) offener Biss
6) Folgen vorzeitigen Zahnverlustes	
7) sonstige einfach bedingte Anomalien	z.B.: Über- und Unterzahl von Zähnen, Zahnretention und Diastema

die Gruppen vererbter oder erworbener Dysgnathien ist daher nicht möglich.

2.6 Befundgruppen nach Schmuth

In Anlehnung an die Angle-Klassifikation hat Schmuth [93] die Anomalien in Befundgruppen und nach Leitsymptomen zusammengefasst (Tab. 2.4).

Die Okklusion der Seitenzähne bzw. die Bisslage, sofern sie eindeutig bestimmbar ist, wird erst sekundär berücksichtigt. Dadurch unterscheidet sich diese Einteilung wesentlich von der Angle-Klassifikation. Eine weitere Neuerung ist die Möglichkeit einer mehrfachen Zuordnung der Übergangsformen, wenn mehrere Leitsymptome – in geringen Ausprägungsgraden – bei einer Anomalie (Dysgnathie) festgestellt werden. Diese Ein-

Tab. 2.4: Befundgruppen nach Schmuth [93]

Einteilung nach Schmuth	
Befundgruppen	**Erklärung und Leitsymptom**
Gruppe 1	alle naturgewachsenen, anatomisch korrekten und erfolgreich regulierten Gebisse („individuelles Optimum"), bei denen es wie bei den Gebissen der anderen Gruppen in Bezug auf den Skelettaufbau zahlreiche Variationen gibt
Gruppe 2/1	die frontale (sagittale/prognathe) Stufe: • labialer Kippstand der oberen Schneidezähne (alveoläre Abweichung) • lingualer Kippstand der unteren Schneidezähne (alveoläre Abweichung) • Verlängerung des oberen Alveolarbogens (besondere Form: Spitzfront) • Verkürzung des unteren Alveolarbogens (besondere Form: Flachfront) • sagittale Überentwicklung des Oberkiefers (besondere Form: maxilläre Prognathie) • sagittale Unterentwicklung des Unterkiefers (besondere Form: Mikrogenie, mandibuläre Retrognathie) • Anteposition des Oberkiefers • Retroposition – Rückbiss(-lage) des Unterkiefers
Gruppe 2/2	der Steilbiss [101]: • Inversion (Steilstand) der oberen Schneidezähne • Inversion (Steilstand) der oberen und unteren Schneidezähne
Gruppe 3	der verkehrte (progene) frontale Überbiss: • labialer Kippstand der unteren Schneidezähne (alveoläre Abweichung) • palatinaler Kippstand der oberen Schneidezähne (besondere Form: die seltene Spitzfront im Unterkiefer) • Verkürzung des oberen Alveolarbogens (besondere Form: Flachfront) • Verlängerung des unteren Alveolarbogens (besondere Form: die seltene Spitzfront im Unterkiefer) • sagittale Überentwicklung des Unterkiefers (besondere Form: echte, ausgeprägte Progenie) • sagittale Unterentwicklung des Oberkiefers (besondere Form: Pseudoprogenie bei maxillärer Retrognathie, Mikrognathie) • Anteposition – Vorbiss(-lage) des Unterkiefers • Retroposition des Oberkiefers
Gruppe 4	dysgnathe Gebisse, die keines der 3 Leitsymptome aufweisen

teilung erfolgt aus didaktischen Überlegungen nach einfachen und nicht nach komplizierten morphologischen oder ätiologischen, genetischen oder anderen nicht immer eindeutig erfassbaren Gesichtspunkten.

2.7 Einteilung der Leitsymptome nach Klink-Heckmann und Reichenbach, Bredy

Die didaktischen Schwierigkeiten bei der Einteilung der Dysgnathien führte zur Wahl von „Leitsymptomen" [89], welche nicht im Sinne einer Klassifizierung einer Anomaliediagnose, sondern vielmehr als Hilfestellung bei der Befundung verstanden werden. Klink-Heckmann, Reichenbach und Bredy [66] zogen Leitsymptome für die Einteilung der Dysgnathien heran (Tab. 2.5). Diese Einteilung wurde von zahlreichen Autoren modifiziert [46, 89 u. a.].

2.8 Einteilung der Progenie

Expressivitätsunterschiede waren der Anlass, die Progenie zu unterteilen. Seit Korkhaus wird von vier klinischen Formen gesprochen (Tab. 2.6) [68, 69, 70].

Tab. 2.5: Einteilung der Leitsymptome nach Klink-Heckmann, Bredy, Reichenbach, Harzer [46, 66, 89]

	Leitsymptom	
1.	Platzmangel	Platzmangel im Schneidezahn-, Eckzahn- und Seitenzahngebiet
2.	Platzüberschuss	Lückengebiss, Diastema
3.	ausgeprägte sagittale Schneidekantenstufe	Protrusion und Retrusion der Schneidezähne mit und ohne Distalokklusion, maxilläre Prognathie, mandibuläre Retrognathie
4.	unterer Frontzahnvorbiss	Vorbiss einzelner Frontzähne, Überentwicklung des Unterkiefers, Unterentwicklung des Oberkiefers
5.	laterale Okklusionsstörung	ein- und beidseitig im Seitenzahngebiet, bukkale und palatinale Nonokklusion, Laterognathie
6.	offener Biss	alveolär und gnathisch offener Biss, frontal und/oder seitlich
7.	steil stehende Schneidezähne	Steilstand oberer und/oder unterer Schneidezähne, ein- und beidseitig, mit oder ohne Distalokklusion
8.	falsch verzahnte Einzelzähne	Schneidezähne, Eckzähne, Prämolaren, Molaren, Transposition
9.	fehlerhafte Zahnzahl	Zahnüberzahl, Zahnunterzahl, Hypodontie, Oligodontie, Retention von Zähnen
10.	Tiefbiss	Schneidezähne, abgestützt oder nicht abgestützt

Tab. 2.6: Unterteilung der Progenie nach „klinischen Formen" nach Korkhaus [68, 69, 70]

1.	progener Zwangsbiss	ohne funktionelle Anpassungserscheinungen im Frontzahngebiet bei Neutralbisslage
2.	progener Zwangsbiss	mit funktionellen Anpassungserscheinungen im Frontzahngebiet, Mesialbisslage und Kreuzbiss
3.	echte Progenie	exzessives Unterkieferwachstum auf genetischer Basis
4.	unechte Progenie	Folge einer Unterentwicklung im Bereich des Alveolarfortsatzes oder der skelettalen Basis des Oberkiefers

2.9 Dysmorphologische Klassifikation nach Ehmer

Eine weitere Klassifikation unterteilt die rein an der sagittalen Bisslage orientierte Einteilung der Dysgnathien nach Angle in die Gruppe der korrespondierenden Leitsymptome (= entsprechen den Angle-Klassen I, II und III) und der nicht korrespondierenden Leitsymptome (= Leitsymptome der Transversalen, Sagittalen und Einzelzahn-Leitsymptome; Tab. 2.7).

Die Variationsbreite und die morphologische und funktionelle Vielfalt von Zahnstellungsanomalien und Dysgnathien machen eine vollständige Klassifikation in wenige Diagnosegruppen nicht möglich. Im Einzelfall muss eine umfassende Beschreibung der Symptome erfolgen. Dabei ist die Angabe der Angle-Klasse und Bisslage sowie des/der Leitsymptom/e sinnvoll [31a].

2.10 Systematische Übersicht der Okklusionsabweichungen

2.10.1 Sagittale Okklusionsabweichungen und Bestimmung der Bisslage

Eine Störung der sagittalen Lagebeziehung zwischen oberem und unterem Zahnbogen, die an der Abweichung von der regelrechten Seitenzahnokklusion unter Berücksichtigung einer erforderlichen Rekonstruktion erfassbar ist, kann grundsätzlich durch eine Entwicklungsstörung und/oder Positionsabweichung von Ober- und/oder Unterkiefer, der Alveolarfortsätze oder von Einzelzähnen be-

Tab. 2.7: Dysmorphologische Klassifikation nach Ehmer [31a]

Leitsymptome (LS), welche mit den Angle-Klassen korrespondieren		
Angle-Klasse I	**Angle-Klasse II**	**Angle-Klasse III**
LS Platzmangel • primärer Engstand (transversales Problem) • sekundärer Engstand (sagittales Problem) • tertiärer Engstand (sagittales Problem, = Adoleszentenengstand)	**LS negative sagittale Frontzahnstufe (II,1)** • mandibuläre Retrognathie (UK-Rücklage) • maxilläre Prognathie (Mesiodistal-Biss) • alveoläre mandibuläre Retrusion (genuiner Distalbiss) • funktionell asymmetrische Klasse II (Schwenkung des Unterkiefers) • skelettal asymmetrische Klasse II = asymmetrische mandibuläre Retrognathie (mandibuläre Retro-Laterognathie)	**LS frontaler Kreuzbiss** • mandibuläre Prognathie (echte Progenie) • maxilläre Retrognathie (unechte Progenie) • mandibulär prognather Zwangsbiss (progener Zwangsbiss) • Kreuzbisseinzelverzahnung in der Front (progene Einzelverzahnung) • funktionell asymmetrische Klasse III (Schwenkung des Unterkiefers) • skelettal asymmetrische Klasse III (mandibuläre Pro-Laterognathie)

LS Platzüberschuss
• allgemeines Lückengebiss
• isolierte Lücken
  – echtes Diastema (durchziehendes Lippenbändchen)
  – unechtes Diastema (oft durch zu kleine OK-Molaren bedingt)
	LS steil stehende Oberkiefer-Frontzähne (II,2)
	• Deckbiss
	  – apikale Basis breit
	  – Spina weit vorn
	  – Großnasenprofil	

Tab. 2.7: Fortsetzung

Leitsymptome (LS), welche nicht mit den Angle-Klassen korrespondieren		
vertikale Leitsymptome	**transversale Leitsymptome**	**Einzelzähne – Leitsymptome**

LS offener Biss
• skelettal offener Biss (skelettale Hyperdivergenz, rachitisch offener Biss)
• dento-alveolär offener Biss (lutschoffener Biss)
• seitlich offener Biss (zungenoffener Biss)
• zirkulär offener Biss
• temporär offener Biss (iatrogen bedingt)
	LS fehlende Mittellinienübereinstimmung
	• skelettal fehlende Übereinstimmung
	• dental fehlende Übereinstimmung
	• funktionell fehlende Mittenübereinstimmung (Zwangsführung)
		LS Fehler in der Zahnzahl
		• Überzahl (z.B. Dysostosis cleidocranialis)
		• Unterzahl (z.B. ektodermale Dysplasie)
		  – Anodontie
		  – Hypodontie
		  – Oligodontie
		• Retention (z.B. Dysostosis cleidocranialis)

LS tiefer Biss
• skelettal tiefer Biss (skelettale Hypodivergenz)
• dental tiefer Biss (Frontzahnextrusion und/oder Molarenintrusion)
• vertikaler Zwangsbiss (echter Tiefbiss, Overclosure-Bissabsenkung)
	LS laterale Okklusionsstörung
	• lateraler Kreuzbiss
	• linguale Nonokklusion (verstärkter Kreuzbiss)
	  – zu großer Unterkiefer
	• bukkale Nonokklusion
	  – zu großer Oberkiefer
		LS Einzelzahnstellungsanomalien
		• Rotation (Mesial- oder Distalrotation)
		• Proklination/Reklination
		• Kippung
		• Transposition

dingt sein. Wegen der zahlreichen Varianten und Kombinationsmöglichkeiten ist eine Abgrenzung der einzelnen Faktoren oft sehr schwierig (Tab. 2.8).

Bei allen drei Bisslagen (Neutral-, Distal- und Mesialbiss) können durch Zahnwanderungen als Folge der Nichtanlage von Zähnen, von Zahnextraktionen, kariösen Läsionen, von Fehlfunktionen, Okklusionsabweichungen vorliegen. Die Feststellung der tatsächlichen Bisslage kann durch eine beidseitige Abweichung erschwert sein. In

Tab. 2.8: Okklusionsabweichungen

Okklusionsabweichung	Merkmale
Sagittal	Abweichungen von der Molarenokklusion: • Angle-Klassifikation: Neutral-, Distal- und Mesialokklusion, • Maßeinheit für die sagittale Abweichung ist die Prämolarenbreite (Pb) • sinnvolle Angaben: $1/4$ Pb, $1/2$ Pb, $3/4$ Pb, 1 Pb
Transversal	• Kopfbiss oder singulärer Antagonismus • Kreuzbiss • palatinale Nonokklusion, bukkale Nonokklusion (besondere Form: Brodie-Bite) • intermaxilläre Mittellinienverschiebung
Vertikal	• offener Biss: seitlich, frontal • Tiefbiss • ausgeprägte Spee-Kurve, abgeflachte Spee-Kurve, umgekehrte Spee-Kurve

2.10 Systematische Übersicht der Okklusionsabweichungen

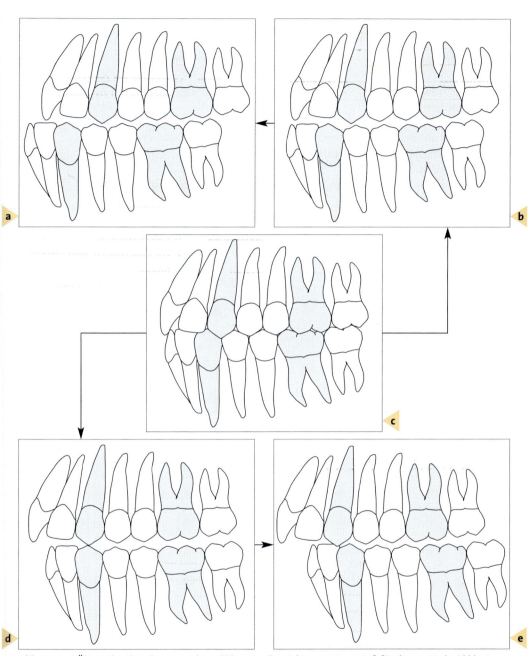

Abb. 2.9a–e: Übersicht über die sagittalen Okklusionsabweichungen: Das Maß für die sagittale Okklusionsabweichung ist die Prämolarenbreite (1 Pb = 7 mm). Sinnvolle Angaben sind Abweichungen in $1/4$ Pb-Schritten, wie z.B. $1/4$ Pb distal, $1/2$ Pb distal, $3/4$ Pb distal, 1 Pb distal und > 1 Pb distal. **a)** 1 Pb Mesialokklusion (Mesialbisslage), **b)** $1/2$ Pb Mesialokklusion (Mesialbisslage), **c)** Neutralokklusion (Neutralbisslage), **d)** $1/2$ Pb Distalokklusion (Distalbisslage), **e)** 1 Pb Distalokklusion (Distalbisslage)

diesen Fällen ist die Okklusionsbeziehung der Eckzähne für die Bestimmung der Bisslage maßgeblich (Abb. 2.9).

Das Fernröntgenseitenbild liefert die genauesten Aussagen über die Bisslage.

Die sagittale Frontzahnstufe (overjet) ist definiert als der Abstand zwischen den Labialflächen der unteren und der oberen mittleren Schneidezähne. Die Messung erfolgt parallel zur Okklusionsebene (Abb. 2.10). Bei ungleicher Stellung der Schneidezähne wird immer von dem Schneidezahn gemessen, der am weitesten labial steht. Der Normwert beträgt 2–3 mm (entspricht etwa der Dicke der Schneidekante oberer mittlerer Schneidezähne). Werte darüber werden als vergrößerte sagittale Frontzahnstufe (positives Vorzeichen; Abb. 2.11), Werte darunter als negative sagittale Frontzahnstufe bezeichnet (negatives Vorzeichen; Abb. 2.12).

2.10.2 Transversale Okklusionsabweichungen

Transversale Abweichungen werden unter dem Oberbegriff *Kreuzbiss* zusammengefasst. Die Unterteilung geht über das übliche Maß hinaus [97]. Auch so genannte Zwischenformen wie doppelter Höckerbiss, gekreuzter Höckerbiss und einfacher Höckerbiss werden aufgeführt, weil es auf ihre rechtzeitige Erkennung ankommt (Abb. 2.13 und 2.14).

Alle dargestellten Kreuzbissformen können durch *Dystopie* der oberen Seitenzähne zustande kommen. Zusätzlich entstehen Kreuzbisse nicht nur durch paraxiale Veränderungen, sondern auch durch Kippungen der beteiligten Antagonisten. Weiterhin entstehen sie oft als Folge einer Lateroposition des Unterkiefers. Man spricht dann vom *arti-*

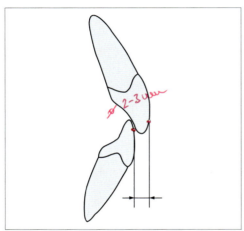

Abb. 2.10: Messung der sagittalen Frontzahnstufe (overjet)

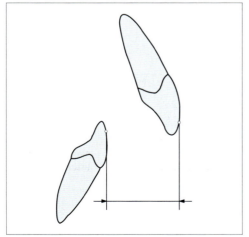

Abb. 2.11: Vergrößerte sagittale Frontzahnstufe in (+) mm

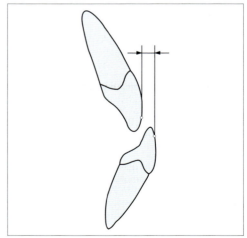

Abb. 2.12: Negative sagittale Frontzahnstufe in (–) mm

2.10 Systematische Übersicht der Okklusionsabweichungen

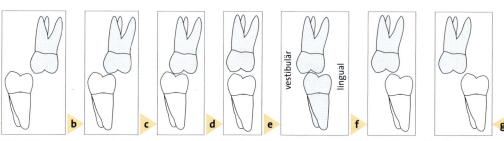

Abb. 2.13a–g: Transversale Abweichungen nach Schulze [97]: **a)** gekreuzter seitlicher Scherenbiss (linguale Nonokklusion), **b)** gekreuzter einfacher Scherenbiss, **c)** (voller) Kreuzbiss, **d)** doppelter Höckerbiss (Kopfbiss), **e)** normaler Überbiss (regelrechte transversale Höcker-Fissuren-Verzahnung), **f)** einfacher Höckerbiss, **g)** seitlicher Scherenbiss (bukkale Nonokklusion)

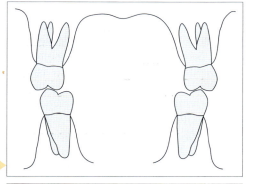
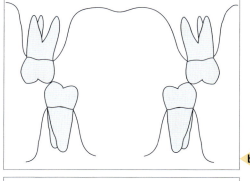
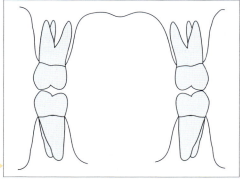
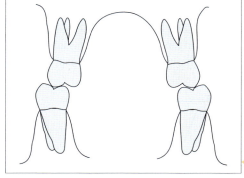

Abb. 2.14a–e: Transversale Abweichungen: **a)** normaler Überbiss (regelrechte transversale Höcker-Fissuren-Verzahnung), **b)** bukkale Nonokklusion, **c)** beidseitiger Kopfbiss, **d)** beidseitiger Kreuzbiss, **e)** linguale Nonokklusion

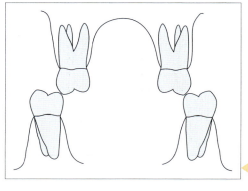

kulären Kreuzbiss, im Gegensatz zu den dentoalveolären, durch Dystopie bedingten Formen.

Neben den Ausdrücken dentoalveolärer und artikulärer Kreuzbiss werden Begriffe wie progener, mikrognather oder distaler Kreuzbiss gebraucht, um der Ursache des Kreuzbisses besser Ausdruck zu verleihen. Asymmetrien des Gesichtes kommen sehr oft im Zusammenhang mit einem Kreuzbiss vor.

2.10.3 Vertikale Okklusionsabweichungen

2.10.3.1 Einführung

Bei den vertikalen Okklusionsabweichungen sind zwei Arten zu unterscheiden: der offene Biss (frontale oder laterale Infraokklusion) und der tiefe Biss (frontale und laterale Supraokklusion). Beide Arten treten hauptsächlich im anterioren und seltener im posterioren Bereich auf. Ursache dafür ist die natürliche Verlängerungstendenz aller Zähne bei Antagonistenverlust. Vertikale Okklusionsabweichungen nehmen Einfluss auf das Gesichtshöhenverhältnis und das Lippenprofil.

2.10.3.2 Offener Biss

Der frontal offene Biss (Abb. 2.15) lässt sich durch eine Modellanalyse weiter differenzieren. Ein lutschoffener Biss ist oft durch Asymmetrien gekennzeichnet (Lutschseite). Da das Daumenlutschen neben einer vertikalen (Beiß-)Komponente eine die oberen Schneidezähne protrudierende und eine die unteren Schneidezähne invertierende (Press-)Komponente auch eine sagittale, die unteren Schneidezähne retrudierende Wirkung hat, ist der lutschoffene Biss in der Regel von den aufgeführten Fehlstellungen der Frontzähne begleitet.

Eine dritte transversal wirkende Komponente (Saugen) führt zu einer Kompression des Oberkieferzahnbogens und in einigen Fällen zu einer mandibulären Mittellinienverschiebung mit oder ohne Kreuzbiss.

Ein seitlich offener Biss liegt vor, wenn ausschließlich Zähne im Seitenzahngebiet unterhalb der Okklusionsebene liegen (Abb. 2.16).

Im Frontzahngebiet ist der Überbiss regelrecht. Seitlich offene Bisse kommen ein- oder beidseitig vor. Die mesiodistale Ausdehnung variiert wie das vertikale Ausmaß. Die häufigsten Ursachen sind Infrapositionen

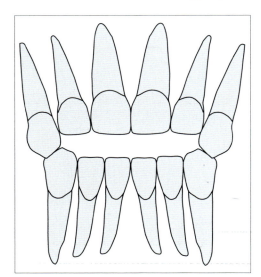

Abb. 2.15: Frontal offener Biss

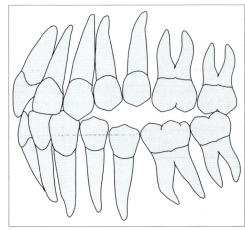

Abb. 2.16: Seitlich offener Biss

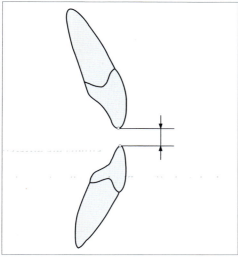

Abb. 2.17: Offener Biss in (–) mm

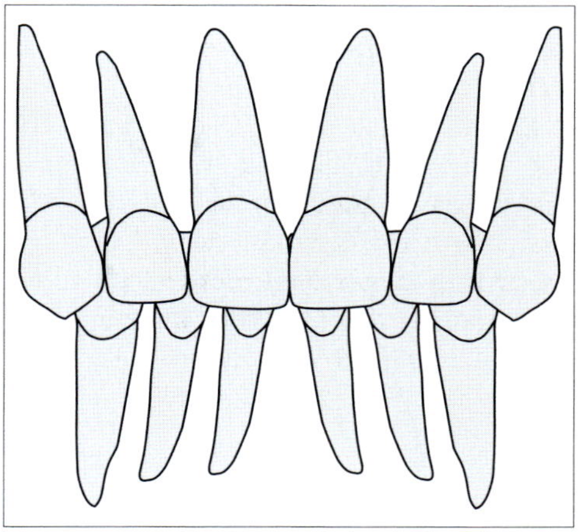

Abb. 2.18: Frontaler Tiefbiss

von Milchmolaren, Zahnretentionen und durch Zahnkippung bedingte offene Bisse sowie Dysfunktionen wie laterales Zungenpressen und Wangenbeißen (Abb. 2.17).

2.10.3.3 Tiefer Biss

Als frontal tiefer Biss (frontale Supraokklusion) wird ein Überbiss (overbite) von mehr als 2–3 mm bezeichnet bis hin zur traumatischen Okklusion, d.h., bis zum Einbiss in die Gaumenschleimhaut oder vestibuläre Mukosa (Abb. 2.18).

Ein Tiefbiss kann verschiedene Ursachen haben: übermäßiges Längenwachstum der Alveolarfortsätze (direkte Verlängerung), Retrusion der Schneidezähne (indirekte Verlängerung) und Kombinationen aus direkter und indirekter Verlängerung. Hotz unterscheidet klinisch zwei Formen [61].

Die Grundlage bildet der unterschiedliche Interokklusalabstand (free way space) bei Ruheschwebe des Unterkiefers:

- der Pseudotiefbiss, der durch einen geringen vertikalen Abstand der Zahnreihen und
- der echte Tiefbiss, der durch einen regelrechten oder vergrößerten vertikalen Abstand gekennzeichnet ist.

Ein Tiefbiss im Seitenzahngebiet (laterale Supraokklusion) ist nur in Verbindung mit einem Kauflächen-Kontaktverlust im Seitenzahngebiet möglich. Seitliche Tiefbisse können ein- oder beidseitig und bevorzugt im Prämolarenbereich und bei Distalbissen auftreten (Abb. 2.19).

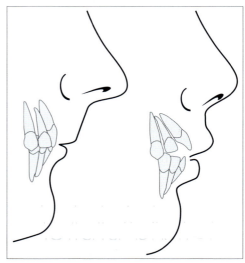

Abb. 2.19: Vertikale Okklusionsabweichung und die Auswirkungen auf das Profil und das Gesichtshöhenverhältnis: links: Tiefbiss mit abgeflachtem Lippenprofil und verringerter unterer Gesichtshöhe; rechts: Offener Biss mit protrusivem Lippenprofil und vergrößerter unterer Gesichtshöhe

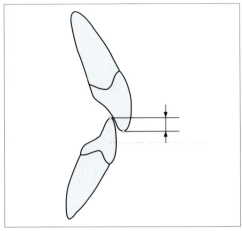

Abb. 2.20: Messung des frontalen Überbisses (overbite)

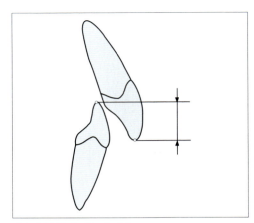

Abb. 2.21: Tiefer Biss in (+) mm

Der frontale Überbiss ist definiert als der Abstand zwischen den Inzisalkanten der oberen und unteren Schneidezähne und wird parallel zur Okklusionsebene gemessen (Abb. 2.20). Der Normwert beträgt 2–3 mm.

Als tiefen Biss bezeichnet man Werte über 3 mm (positives Vorzeichen; Abb. 2.21). Beim offenen Biss erfolgt die Messung der vertikalen Distanz zwischen den Schneidekanten (negatives Vorzeichen; Abb. 2.17).

3 Modellanalyse

3.1 Einführung

Die Modellanalyse ist ein wichtiger Abschnitt für das Erstellen des kieferorthopädischen Befundes. Das kieferorthopädische Modell vermittelt entscheidende Erkenntnisse für die therapeutische Festlegung von Behandlungsziel und Behandlungsplan.

Der Vorteil der Modellanalyse liegt in der Messung in drei Dimensionen des Raumes und liefert genauere Ergebnisse als Messungen im Röntgenbild.

Voraussetzung für eine kieferorthopädische Modellanalyse ist neben der exakten Abformung von Ober- und Unterkiefer, die fehlerfreie technische Umsetzung in Gips und das Trimmen in den drei Raumebenen (Abb. 3.1):

- Raphe-Median-Ebene,
- Tuber-Ebene,
- Okklusionsebene.

Die metrische Analyse des Gebissmodells dient:
- der Beurteilung der Breite und Länge des Zahnbogens nach Richtwerten,
- dem sagittalen und transversalen Symmetrievergleich, einschließlich der Feststellung einer Verschiebung der Zahnbogenmitte,
- der Erfassung von Abweichungen einzelner Zähne,
- der Beurteilung der Platzverhältnisse im Zahnbogen,
- der Feststellung von Disharmonien des Zahnmaterials.

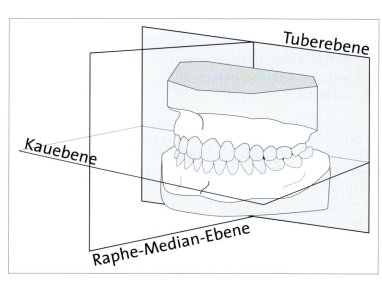

Abb. 3.1: Raumebenen in der Modellanalyse

3.2 Modellvermessung

Die Modellvermessung umfasst die Messung in den drei Ebenen des Raumes:

transversale Abweichungen
- Frontzahngebiet
- Seitenzahngebiet

sagittale Abweichungen
- Frontzahngebiet
- Seitenzahngebiet

vertikale Abweichungen
- Frontzahngebiet
- Seitenzahngebiet

Jede Modellvermessung beginnt mit der Aufstellung des Zahnappells. Die Angaben der zweistelligen Zahnbezeichnungen erfolgt nach der FDI (Fédération Dentaire Internationale) für Milchzähne und bleibende Zähne.

mungsmerkmale auftritt, ist zu vernachlässigen (Abb. 3.2).

Die Bestimmung der Summa incisivorum (per definitionem wird die Summe der vier Inzisivi des Oberkiefers als SI bezeichnet, entsprechend im Unterkiefer als si) erfolgt durch Messung der Breiten der Inzisivi und anschließender Summation der Einzelwerte:

Berechnung der SI bzw. si

$SI_{[mm]} = 12 + 11 + 21 + 22$

$si_{[mm]} = 32 + 31 + 41 + 42$

Beim Fehlen eines Schneidezahnes (z.B. durch Trauma, Nichtanlage, Retention) muss auf die Abmessung des entsprechenden Zahnes kontralateral zurückgegriffen werden.

Die häufige Empfehlung, nur jeweils einen mittleren und einen seitlichen Inzisivus einer Seite zu messen und durch Verdopplung des Wertes die SI zu bestimmen, führt wegen häufiger Asymmetrien der Zahnbrei-

I. Quadrant	18 17 16	15 14 13 12 11	21 22 23 24 25	26 27 28	II. Quadrant
		55 54 53 52 51	61 62 63 64 65		
IV. Quadrant		85 84 83 82 81	71 72 73 74 75		III. Quadrant
	48 47 46	45 44 43 42 41	31 32 33 34 35	36 37 38	

3.3 Bestimmung der Summa incisivorum im Ober- und Unterkiefer

Das Bezugsmaß für die artifizielle Konstruktion des Zahnbogens ist die Summe der mesiodistalen Breiten der Inzisivi des Oberkiefers. Dieser methodische Ansatz geht auf Pont [82, 83] zurück. Gemessen wird die größte Breite der klinischen Krone im approximalen Kontaktpunktbereich parallel zur Inzisalkante.

Die klinische Zahnkrone hat einen größten mesiodistalen Durchmesser (a). Für die Messung ist aber der parallel zur Inzisalkante ermittelte Wert maßgebend (b) [65, 90]. Der Messfehler, der durch die unterschiedliche klinische Höhe der physiologischen Krüm-

ten (besonders der seitlichen Schneidezähne) zu falschen Ergebnissen.

Beim Fehlen beider seitlicher Inzisivi kann man die fehlenden Werte wie folgt bestimmen:

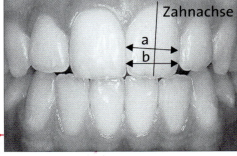

Abb. 3.2: Ermittlung des größten mesiodistalen Durchmessers

1. Möglichkeit: Zahn 11 bzw. 21 – 2 mm = Breite 12 bzw. 22
2. Möglichkeit: Umrechnung der SI aus si über den Index nach Tonn [118]

3.4 Index nach Tonn

Nach Tonn [118] existiert eine Korrelation zwischen der Breitensumme der bleibenden Schneidezähne des Oberkiefers (SI) und des Unterkiefers (si). Er errechnete die Indexzahl 1 : 0,74 zuzüglich eines Korrekturfaktors k.

Daraus ergeben sich folgende Formeln als Berechnungsgrundlage:

$$si \cdot \frac{4}{3} + k = SI \qquad \frac{3}{4}(SI - k) = si$$

In Tab. 3.1 sind die Verhältnisse zwischen den Breitensummen der oberen und unteren bleibenden Schneidezähne (SI:si in mm) dargestellt.

Für den Faktor k gelten die in Tab. 3.2 genannten Korrekturwerte:

Tab. 3.2: Korrekturfaktor in Abhängigkeit der Schneidezahnbreiten für den Oberkiefer

k = 0,4	bei einer SI < 22,2 mm
k = 0,5	bei einer SI von 22,3 bis 28,1 mm
k = 0,6	bei einer SI > 28,2 mm

Eine mögliche Disharmonie im Zahnmaterial zwischen oberem und unterem Schneidezahnbereich kann sehr einfach anhand der Indexzahl festgestellt werden. Ist das prozentuale Verhältnis si : SI > 74, dann besteht im unteren Schneidezahnbereich ein Überschuss an Zahnmaterial. Bei einem Verhältnis si : SI < 74 befindet sich im oberen Schneidezahnbereich ein Überschuss an Zahnmaterial. Der Überschuss (in mm) wird errechnet, indem von der gemessenen (= real) si der Tabellenwert (= ideal) subtrahiert wird.

3.5 Durchschnittsbreiten permanenter Zähne

Die durchschnittlichen mesiodistalen Kronendurchmesser der bleibenden Zähne nach Ballard weisen eine große Streuung auf. Deshalb muss bei der Beurteilung des Zahnmaterials immer das Verhältnis der Zähne zueinander beurteilt werden (Tab. 3.3).

3.6 Transversale Abweichungen

3.6.1 Einführung

Die Beurteilung der Platzverhältnisse im Einzelkiefer erfolgt getrennt nach Frontzahnge-

Tab. 3.1: Summe der Schneidezahnbreiten für den Ober- und Unterkiefer

SI	27	28	29	30	31	32	33	34	35
si	20,0	20,7	21,5	22,2	23,0	23,7	24,4	25,2	26,0

Tab. 3.3: Breiten bleibender Zähne nach Ballard in [mm] [in 9]

Oberkiefer	Mittelwert	Streuung	Unterkiefer	Mittelwert	Streuung
mittlerer Inzisivus	8,91	5,5–11,0	mittlerer Inzisivus	5,67	4,5–10,0
lateraler Inzisivus	7,08	3,5–9,5	lateraler Inzisivus	6,28	5,0–8,5
Eckzahn	8,00	6,0–11,0	Eckzahn	7,12	5,5–9,0
1. Prämolar	7,27	6,0–9,5	1. Prämolar	7,36	5,5–9,0
2. Prämolar	7,14	5,5–10,5	2. Prämolar	7,50	5,5–11,5
6-Jahrmolar	10,98	8,5–13,0	6-Jahrmolar	11,17	7,0–13,0

biet und Seitenzahngebiet. Dabei werden im Frontzahngebiet im Wesentlichen drei Varianten unterschieden (Abb. 3.3).

Entsprechend wird bei der Beurteilung der Frontzahnstellung im Unterkiefer verfahren.

Durch Einzeichnung einer Mittellinie für den Oberkiefer lässt sich sehr einfach ein Symmetrievergleich des Einzelkiefers vornehmen (Abb. 3.4).

Bezugsebene für den transversalen Symmetrievergleich ist im Oberkiefer die Raphe-Medianebene (Oberkiefermitte), die durch zwei anatomische Punkte auf der Raphe palatina bestimmt ist. Die Konstruktion der Unterkiefermitte ist schwieriger. Der vordere Punkt der Unterkiefermitte kann anhand einer Spina-Aufnahme oder mit Hilfe des Zungenbändchens eingezeichnet werden. Der hintere Punkt zur Konstruktion der Unterkiefermitte wird durch das Lot bestimmt, das vom hinteren Rand der Raphe-Medianebene vom Oberkiefer auf das Unterkiefermodell gefällt wird.

Anhand dieser intramaxillären Modellvermessung werden folgende Befunde erhoben:

- symmetrische und asymmetrische Breitenentwicklung zwischen rechter und linker Kieferhälfte,
- Feststellung einer Mittellinienverschiebung [Übereinstimmung von dentaler (= Zahnbogenmitte) und basaler (= Kiefermitte) Mittellinie].

In der Regel wird bei einem Symmetrievergleich der transversale Abstand der Pont-Messpunkte zur Kiefermitte bestimmt und der gemessene Ist-Wert mit dem halbierten Sollwert der Zahnbogenbreite verglichen. Aus diagnostischer Sicht ist der transversale Symmetrievergleich vor allem bei den transversalen Okklusionsanomalien (lateraler Kreuzbiss, Kopfbiss, bukkale oder linguale Nonokklusion) von klinischer Bedeutung (Abb. 3.5).

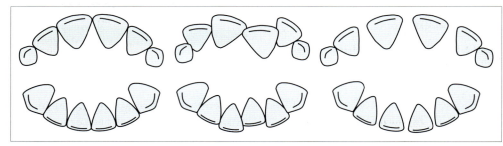

Abb. 3.3: Die drei Varianten im Frontzahngebiet. Links: regelrecht, Mitte: engstehend, rechts: lückig

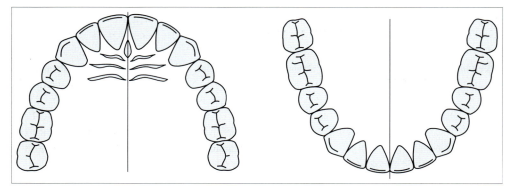

Abb. 3.4: Mittellinieneinzeichnung für den Ober- und Unterkiefer

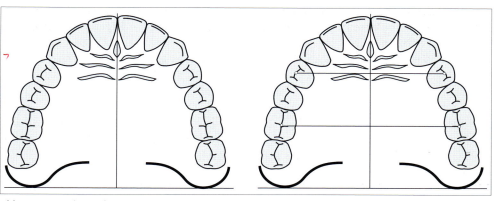

Abb. 3.5: Bezugslinien für den Symmetrievergleich

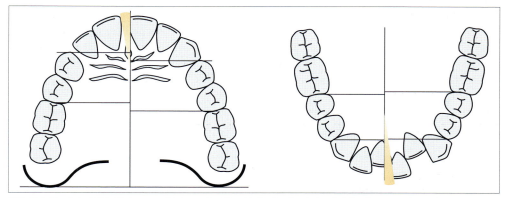

Abb. 3.6: Dentale Mittellinienverschiebung im Oberkiefer, bedingt durch Eckzahnretention 13, im Unterkiefer, bedingt durch den frontalen Engstand

Dentale Mittellinienverschiebungen sind die Folge von Zahnwanderungen (Abb. 3.6). Bei seitenungleichem Zahndurchbruch oder bei Fehlen eines Zahnes kann der Nachbarzahn oder eine ganze Zahngruppe in die betreffende Lücke kippen bzw. wandern. Typische Beispiele sind der ungleiche Wechsel im Eckzahnbereich mit Mittellinienverschiebung als Folge der Wanderung der Frontzähne zur Seite des fehlenden Eckzahnes. Die Kontaktpunkte in Bezug zur Raphe-Medianebene sind dann nach rechts verschoben, d.h. zu der Seite mit dem Platzmangel für den Eckzahn.

Selbstverständlich können auch die Bukkalsegmente die betreffene Eckzahnlücke durch Mesialwanderung einengen.

Die Differenzierung zwischen einer dentalen Mittellinienverschiebung und einer mandibulären Mittellinienverschiebung im Unterkiefer bedarf einer exakten Diagnostik. Hierfür muss die dem Unterkiefer eigene basale Mittellinie bestimmt werden (Abb. 3.7).

Eine weitere Möglichkeit besteht darin, anhand eines Orthopantomogramms die Mitte des Unterkiefers anhand der verknöcherten Symphysenstruktur zu ermitteln (Abb. 3.8) und mit der dentalen Mitte zu vergleichen. Mögliche Röntgenfehler und Positionierungsfehler beim Anfertigen eines Orthopantomogramms schränken diese Methode aber ein.

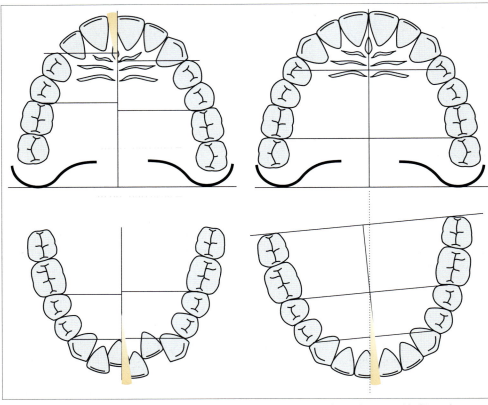

Abb. 3.7: Links: dentale Mittellinienverschiebung im Ober- und Unterkiefer, rechts: mandibuläre Schwenkung des Unterkiefers

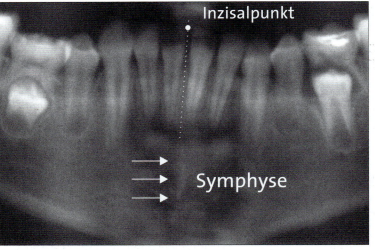

Abb. 3.8: Bestimmung der basalen Unterkiefermitte

3.6.2 Beurteilung der Zahnbogenbreite und -länge

3.6.2.1 Messpunkte und -strecken

Zur Beurteilung der vorderen und hinteren Zahnbogenbreite und -länge hat Pont [82] Punkte definiert, um miteinander vergleichbare Werte zu ermitteln (Abb. 3.9 und 3.10).

In Abbildung 3.11 sind weitere Untersuchungspunkte verschiedener Autoren für die Modellanalyse dargestellt.

3.6.2.2 Pont-Index und Modifikationen

Der von Pont angegebene Index stellt eine Relation zwischen der Breite der oberen Schneidezähne und dem transversalen Zahnbogenabstand in Höhe der ersten Prämolaren und der ersten Molaren her. Für diese Korrelation zwischen SI und der vorderen (anteriore Zahnbogenbreite: $P1_{rechts}$-$P1_{links}$) und hinteren (posteriore Zahnbogenbreite: $M1_{rechts}$-$M2_{links}$) transversalen Breite errechnete Pont Indexzahlen [82]:

$$\frac{SI \cdot 100}{80} = \text{anteriore Breite}$$

$$\frac{SI \cdot 100}{64} = \text{posteriore Breite}$$

An der deutschen Bevölkerung (vorwiegend Schmalschädel) ermittelten Harth und Linder abweichende Werte [45, 74]:

$$\frac{SI \cdot 100}{85} = \text{anteriore Breite}$$

$$\frac{SI \cdot 100}{65} = \text{posteriore Breite}$$

Mit diesen Indexzahlen können aus den individuellen Breitensummen der Schneidezähne die zugehörigen transversalen Breiten anterior und posterior berechnet und mit den am Modell gemessenen IST-Werten verglichen werden.

Die von Pont an südfranzösischen Patienten ermittelten Indices (Abb. 3.12, Tab. 3.4) waren und sind Gegenstand von Kritik, da die Größe der Kieferbasen nicht mit einbezogen wurden. Die Zahnbogenform kann in Abhängigkeit von der individuellen Schä-

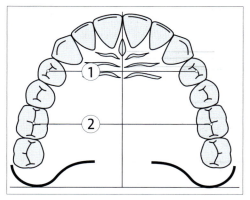

Abb. 3.9: Messpunkte im Oberkiefer. ① = vordere Zahnbogenbreite (vZB), ② = hintere Zahnbogenbreite (hZB). vZB = Verbindungslinie, ausgehend von der Mitte der Fissur der ersten Prämolaren und im Wechselgebiss vom distalen Grübchen der ersten Milchmolaren: Strecke 14–24 bzw. 54–64. hZB = Verbindungslinie, ausgehend von der tiefsten Stelle der Hauptfissur bzw. der vorderen Kreuzung der H-Fissur der 6-Jahrmolaren, Strecke: 16–26

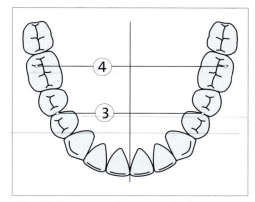

Abb. 3.10: Messpunkte im Unterkiefer. ③ = vordere Zahnbogenbreite (vZB), ④ = hintere Zahnbogenbreite (hZB). vZB = Verbindungslinie, ausgehend vom distalen Kontaktpunkt der ersten Prämolaren und im Wechselgebiss vom distobukkalen Höcker der ersten Milchmolaren, Strecke: 34–44 bzw. 74–84. hZB = Verbindungslinie, ausgehend vom distobukkalen Höcker bzw. vom mittleren Höcker bei fünfhöckrigen 6-Jahrmolaren; Strecke: 36–46

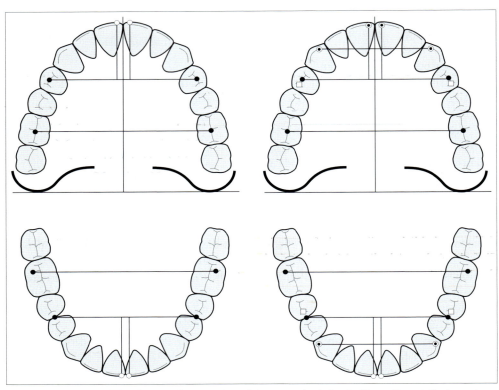

Abb. 3.11: Messpunkte: □ nach A.M. Schwarz, ○● nach Pont, Harth, Linder, Korkhaus, ☉ nach Kantorowicz, Schmuth

Tab. 3.4: Normwerte für die anteriore und posteriore Zahnbogenbreiten nach Pont

SI	P1-P1	M1-M1	SI	P1-P1	M1-M1
25,0	31,0	39,0	30,5	38,0	47,6
25,5	32,0	39,8	31,0	39,0	48,4
26,0	32,5	40,9	31,5	39,5	49,2
26,5	33,0	41,5	32,0	40,0	50,0
27,0	33,5	42,5	32,5	40,5	50,8
27,5	34,0	42,96	33,0	41,0	51,5
28,0	35,0	44,0	33,5	42,0	52,3
28,5	35,5	44,5	34,0	43,0	53,0
29,0	36,0	45,3	34,5	43,5	53,9
29,5	37,0	46,0	35,0	44,0	54,5
30,0	37,5	46,87			

3.6 Transversale Abweichungen

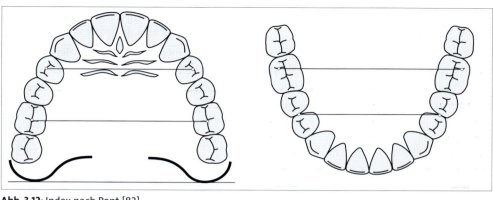

Abb. 3.12: Index nach Pont [82]

delform erheblich variieren. Aufgrund der Einfachheit hat sich diese Methode jedoch durchgesetzt.

Als Ergebnis einer kritischen Bewertung des Pont'schen Index errechneten verschiedene Autoren modifizierte Richtwerte [26, 45, 80, 93, 123] (Tab. 3.5 bis Tab. 3.8).

Tab. 3.5: Modifizierte Werte nach Harth [45], Schmuth [93], Ritter, Weise [123]

SI	vordere Zahnbogenbreite				hintere Zahnbogenbreite			
	Harth	Schmuth	Ritter	Weise	Harth	Schmuth	Ritter	Weise
27,0	32,0	35,0		34,8	41,5	43,0		47,1
27,5	32,5			35,2	42,3			47,5
28,0	33,0	36,0	36,0	35,5	43,3	44,0	48,0	47,8
28,5	33,5			35,8	43,8			48,2
29,0	34,0	37,0	36,5	36,2	44,5	45,0	48,5	48,6
29,5	34,7			36,5	45,3			48,9
30,0	35,5	38,0	37,0	36,8	46,0	45,0	49,0	49,3
30,5	36,0			37,2	46,8			49,7
31,0	36,5	39,0	37,5	37,5	47,5	47,0	49,5	50,1
31,5	37,0			37,8	48,5			50,4
32,0	37,5	40,0	38,0	38,2	49,0	48,0	50,0	50,8
32,5	38,2			38,5	50,0			51,1
33,0	39,0	41,0	38,5	38,8	51,0	49,0	50,5	51,5
33,5	39,5			39,2	51,5			51,8
34,0	40,0	42,0	39,0	39,5	52,5	50,0	51,0	52,2
34,5	40,5			39,8	53,0			52,6
35,0	41,2	43,0	39,5	40,2	54,0	51,0	51,5	53,0
35,5	42,0			40,5	54,5			53,3
36,0	42,5	44,0	40,0	40,8	55,5	52,0	52,0	53,7

Tab. 3.6: Modifizierte Werte nach Brune [26], Mühlberg, Bräuniger, Weiskopf [80]

SI	Brune				Mühlberg, Bräuniger, Weiskopf			
	Vordere Zahnbogenbreite		Hintere Zahnbogenbreite		Vordere Zahnbogenbreite		Hintere Zahnbogenbreite	
	14-24	Raphe-4er	16-26	Raphe-6er	Mädchen	Jungen	Mädchen	Jungen
27,0	35,5	17,75	46,8	23,40	35,0	34,5	46,0	45,5
27,5	35,8	17,90	47,1	23,55				
28,0	36,0	18,00	47,3	23,65	36,0	35,5	47,5	46,0
28,5	36,2	18,10	47,5	23,75				
29,0	36,4	18,20	47,7	23,85	37,5	36,0	49,0	47,0
29,5	36,7	18,35	47,9	23,95				
30,0	36,9	18,45	48,1	24,05	36,5	35,0	48,0	47,0
30,5	37,1	18,55	48,3	24,15				
31,0	37,3	18,65	48,6	24,30	37,5	36,5	49,0	48,0
31,5	37,5	18,75	48,8	24,40				
32,0	37,7	18,85	49,0	24,50	37,5	36,5	49,5	48,0
32,5	38,0	19,00	49,2	24,60				
33,0	38,2	19,10	49,4	24,70	38,5	37,0	50,0	48,0
33,5	38,4	19,20	49,6	24,80				
34,0	38,6	19,30	49,8	24,90	38,5	37,5	50,5	48,0
34,5	38,9	19,45	50,1	25,05				
35,0	39,1	19,55	50,3	25,15	38,5		50,5	
35,5	39,3	19,65	50,5	25,25				
36,0	39,5	19,75	50,7	25,35	39,5		51,0	
36,5	39,7	19,85	50,9	25,45				
37,0	39,9	19,95	51,1	25,55				
37,5	40,2	20,10	51,3	25,65				
38,0	40,4	20,20	51,5	25,75				
38,5	40,6	20,30	51,7	25,85				
39,0	40,8	20,40	51,9	25,95				
39,5	41,0	20,50	52,1	26,05				
40,0	41,2	20,60	52,3	26,15				

Tab. 3.7: Bestimmung der anterioren und posterioren Zahnbogenbreite

	Pont	Linder/Harth	Schmuth
Bei P_1	$\dfrac{SI_{OK} \cdot 100}{80}$	$\dfrac{SI_{OK} \cdot 100}{85}$	$SI_{OK} + 8$
Bei M_1	$\dfrac{SI_{OK} \cdot 100}{64}$	$\dfrac{SI_{OK} \cdot 100}{65}$	$SI_{OK} + 1$

Tab. 3.8: Bestimmung der Zahnbogenlänge für Ober- und Unterkiefer

	Korkhaus	Schmuth
Oberkiefer	$\dfrac{SI_{OK} \cdot 100}{160}$	$\dfrac{SI_{OK}}{2}$
Unterkiefer	$\dfrac{SI_{OK} \cdot 100}{160} - 2$	$\dfrac{SI_{OK}}{2}$

3.7 Sagittale Abweichungen

3.7.1 Zahnbogenlängenmessung nach Korkhaus

Die vordere Zahnbogenlänge wurde von Korkhaus [68, 69, 70] (L_O für den Oberkiefer, L_U für den Unterkiefer) in die Modellanalyse eingeführt und ist definiert als das Lot von der vordersten Labialfläche der mittleren Schneidezähne auf die Verbindungslinie der Messpunkte der vorderen Zahnbogenbreite (Abb. 3.13). Die Messung dient der Feststellung sagittaler Stellungsanomalien der Frontzähne. Ähnlich dem Index nach Pont sind die Sollwerte der vorderen Zahnbogenlänge L_O korrelationsstatistische Werte, abhängig von der SI. In der Regel ist die L_U 2 mm kürzer (entspricht dem labiolingualen Durchmesser der Inzisalkante des oberen mittleren Inzisivus).

Die Zahnbogenbreiten werden als Lote von den Messpunkten auf die Raphe-Medianebene gefällt. Die Teilstrecken zur Raphe (z.B.: 14-Raphe und Raphe-24; 16-Raphe und Raphe-26) sind für den Symmetrievergleich maßgebend.

Der Soll-Ist-Wert-Vergleich erlaubt diagnostische Rückschlüsse und prognostische Hinweise in Bezug auf die sagittalen Stellungsanomalien der Frontzähne. Die L_O bzw. L_U wird nicht nur durch Fehlstellungen der Front, sondern auch durch Stellungsanomalien der ersten Prämolaren verändert.

Verallgemeinert kann man sagen, dass sich die untere Zahnbogenlänge L_U aus der Formel in Abbildung 3.14 berechnen lässt.

Die Korrelationstabellen (Tab. 3.9) zwischen der SI und der vorderen Zahnbogenlänge für den Oberkiefer berechnen sich aus der Formel [68]:

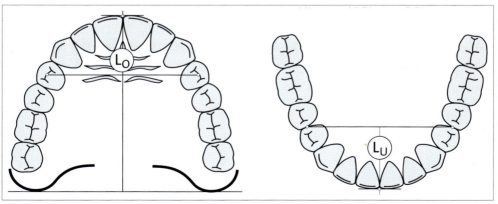

Abb. 3.13: Zahnbogenlängen-Messung nach Korkhaus. L_O = Abstand des anterioren Punktes zur vorderen Zahnbogenbreite vZB (Oberkiefer). L_U = Abstand des anterioren Punktes zur vorderen Zahnbogenbreite vZB (Unterkiefer).

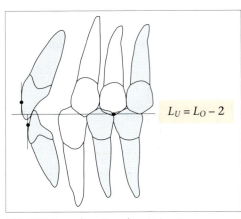

Abb. 3.14: Formel zur Berechnung von L_U

$$L_O = \frac{SI \cdot 100}{160}$$

Die sagittale Frontzahnstellung lässt sich prinzipiell in orthognath, retrognath und prognath einteilen (Abb. 3.15).

Tabelle 3.10 gibt eine Übersicht möglicher Befunde.

Die Differenzierung einer durch Mesialstand bedingten L_O/L_U-Veränderung ist nicht immer einfach. Tabelle 3.11 gibt eine Hilfestellung bei der Befunderhebung:

Sämtliche transversale und sagittale Werte lassen sich in ein geeignetes Auswerteschema eintragen und gestatten eine schnelle und anschauliche Übersicht (Tab. 3.12).

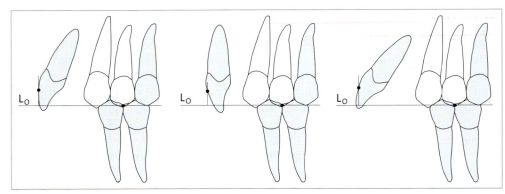

Abb. 3.15: Einteilung der sagittalen Frontzahnstellung. Links: eugnath (orthognath), mitte: retrognath (Steilstand), rechts: prognath (Labialstand)

Tab. 3.9: Korrelationstabelle nach Korkhaus [68], Weise [123], Brune [26]

SI	27	27,5	28	28,5	29	29,5	30	30,5	31	31,5	32	32,5	33	33,5	34	34,5	35	35,5	36
Korkhaus	16,0	16,3	16,5	16,8	17,0	17,3	17,5	17,8	18,0	18,3	18,5	18,8	19,0	19,3	19,5	19,8	20,0	20,5	21,0
Weise	16,4	16,6	16,8	17,0	17,2	17,4	17,6	17,8	18,0	18,2	18,4	18,6	18,8	19,0	19,2	19,4	19,6	19,8	20,0
Brune	16,6	16,8	16,9	17,1	17,2	17,3	17,5	17,6	17,8	17,9	18,0	18,2	18,4	18,6	18,7	18,8	18,9	19,0	19,2

3.7 Sagittale Abweichungen

Tab. 3:10: Zahnbogenlängenvergleich und mögliche klinische Befunde

Schneidezahnstellung und Zahnbogenlängenvergleich		
Schneidezahnstellung	Zahnbogenlänge	Klinisches Beispiel
orthognath	Gemessene L_O/L_U = Sollwert	–
retrognath	Gemessene L_O/L_U < Sollwert	Palatinalstand beim Deckbiss
prognath	Gemessene L_O/L_U > Sollwert	Labialstand bei Lutschprotrusion
Zahnbogenlängenvergleich und mögliche klinische Befunde		
	Zahnbogenlänge	Klinisches Beispiel
	L_O/L_U verkürzt	Mesialstand der Seitenzähne
	L_O/L_U verkürzt	Steilstand der Frontzähne
	L_O/L_U vergrößert	Labialstand der Frontzähne
	L_O/L_U vergrößert	bialveoläre Protrusion
	L_O/L_U vergrößert	Distalstand der Prämolaren
	L_U vergrößert	progene Formen

Tab. 3.11: Symptome für Mesialstand der Seitenzähne

1. Platzmangel besonders im Bereich der Stützzonen
2. Dentale Mittellinienverschiebung mit Platzmangel
3. Mesialkippung der Prämolaren
4. Drehstand der 6-Jahrmolaren nach „mesial in"
5. Beziehung des 1. Gaumenfaltenpaares zum Eckzahn nach Hausser: Mesialstand, wenn 1. Paar distal der Eckzähne
6. Beziehung der Papillen-Transversal-Ebene zum Eckzahn nach Schmuth: Mesialstand, wenn die Senkrechte durch das distale Ende der Papilla incisiva distal der Eckzähne verläuft

Tab. 3.12: Auswertungsschema für den Ober- und Unterkiefer

	Pont-Soll [mm] Modell-Ist [mm]	Differenz [mm]	L_O [mm]		L_U [mm]	
			Soll	Ist	Soll	Ist
anteriore Breite 84 44 : 34 74 84 44 : Raphe Raphe : 34 74						
posteriore Breite 46 : 36 46 : Mitte U_K Mitte$_{UK}$: 36						
Ergebnisse:	Kompression–Expansion basal–koronal bilateral–unilateral symmetrisch–asymmetrisch anterior–posterior–total		regelrecht verlängert–spitz verkürzt–flach		regelrecht verlängert–spitz verkürzt–flach	

3.7.2 Zahnwanderungen und Symmetrievergleich (transversal und sagittal)

Für die praktische Durchführung des Symmetrievergleichs empfiehlt es sich, eine Parallele zur Tuberebene mit der Distalfläche des am weitesten distal stehenden 6-Jahrmolaren zur Deckung zu bringen und anschließend die Sagittalabstände der einzelnen Zähne im Seitenvergleich zu bestimmen (Abb. 3.16a–d).

Eine klinische Distalwanderung von Molaren findet weder im Ober- noch im Unterkiefer statt. Eine Distalisation von Prämolaren ist dagegen bei frühzeitigem Molarenverlust möglich. Als weitere Bezugslinie wird die Raphe-Medianebene im Oberkiefer und die übertragene Mitte im Unterkiefer eingezeichnet. Ein Rechts-Links-Vergleich ist in der Transversalen wie in der Sagittalen durchführbar und metrisch erfassbar. Zahnwanderungen können nur eintreten, wenn sich im Zahnbogen Lücken darstellen oder sich die Zähne nicht in einem harmonischen Bogen mit entsprechender Fissurenverbindungslinie im Kontaktpunktbereich gegenseitig abstützen. Typische klinische Situationen sind in den Abbildungen 3.17 bis 3.19 dargestellt.

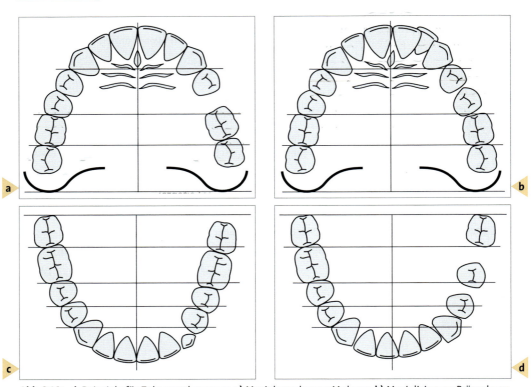

Abb. 3.16a–d: Beispiele für Zahnwanderungen: **a)** Mesialwanderung Molaren, **b)** Mesialisierung Prämolaren und transversaler Engstand, **c)** Mesialisierung III. Quadrant, **d)** Distalisation von Prämolaren

3.7 Sagittale Abweichungen

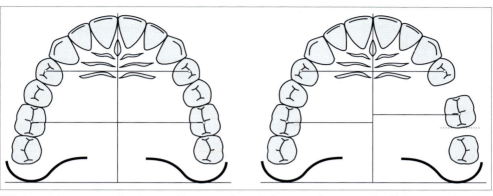

Abb. 3.17: Links: transversal und sagittal harmonischer Zahnbogen, rechts: unterschiedlicher sagittaler Abstand zwischen rechtem und linkem Molaren

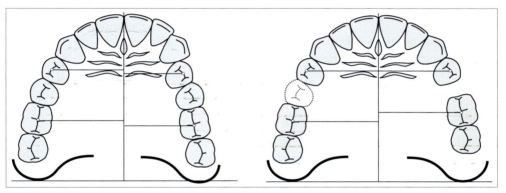

Abb. 3.18: Links: regelrechter I. Quadrant, II. Quadrant: Differenz des Seitenzahnsegmentes mit relativem Distalstand infolge der transversalen Kompression, rechts: Mesialwanderung von 26 in Extraktionslücke, 16 steht in richtiger Position

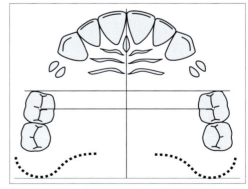

Abb. 3.19: beidseitige Mesialisierung der Molaren, der sagittale Symmetrievergleich lässt keine genaue Aussage zu, die gedankliche Rekonstruktion der Tuberebene ist schwierig

3.8 Vertikale Abweichungen

3.8.1 Einführung

Fehlstellungen von Einzelzähnen und Zahngruppen in der Vertikalen werden in Bezug auf die Kauebene ermittelt. Die vertikalen Abweichungen werden wie folgt definiert:

Hochstand oder Supraposition
= Verlängerung über die natürliche Kauebene

Tiefstand oder Infraposition
= Verkürzung in Bezug auf die Kauebene

Die *Kauebene* stellt eine konstruierte fiktive Bezugsebene dar, da die Zähne eines Kiefers nicht exakt in einer Ebene stehen. Deshalb sind keine genauen Messungen möglich. Sie wird gebildet durch die Tangente von den Spitzen des mesiobukkalen Höckers des 1. Molaren und der bukkalen Prämolarenhöcker (Abb. 3.20).

3.8.2 Beurteilung der Spee-Kurve

Die vertikale Untersuchung umfasst auch die Beurteilung der Spee-Kurve (= sagittale Kompensationskurve). Diese kann flach, umgekehrt oder auch sehr ausgeprägt sein (Abb. 3.21 und 3.22).

Die Spee-Kurve verläuft anterior durch die Inzisalkanten der Schneidezähne und posterior durch die Höcker des distalsten Molaren.

Eine sehr ausgeprägte Spee-Kurve ist oft verbunden mit Zahnengständen, dagegen bietet eine sehr flache Kurve günstigere Voraussetzungen für eine gute Okklusion. Die Messung erfolgt für die rechte und linke Kieferhälfte getrennt.

3.8.3 Gaumenhöhenindex nach Korkhaus

Die Gaumenhöhe nach Korkhaus [68, 69, 70] verläuft als Senkrechte auf der Raphe-Medianebene, die sich von der Gaumenoberfläche bis zur konstruierten Kauebene erstreckt.

Die Messung erfolgt zwischen den Bezugspunkten der posterioren Zahnbogenbreite nach Pont. Der Gaumenhöhenindex wird nach folgender Formel berechnet (Abb. 3.23):

$$\text{Gaumenhöhenindex} = \frac{\text{Gaumenhöhe [mm]} \cdot 100\%}{\text{posteriore Zahnbogenbreite [mm]}}$$

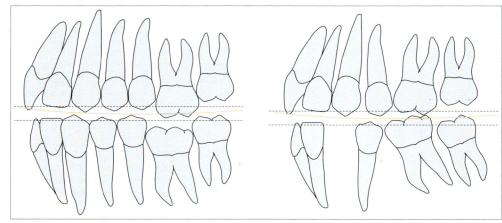

Abb. 3.20: Links: Supraposition oberer Sechser, Infraposition untere Sechser, rechts: Extraktionsfolgen mit Distalkippung der Prämolaren, Mesialkippung der Molaren

3.8 Vertikale Abweichungen

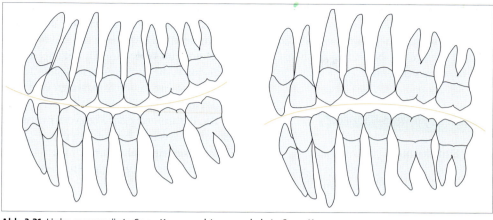

Abb. 3.21: Links: ausgeprägte Spee-Kurve, rechts: umgekehrte Spee-Kurve

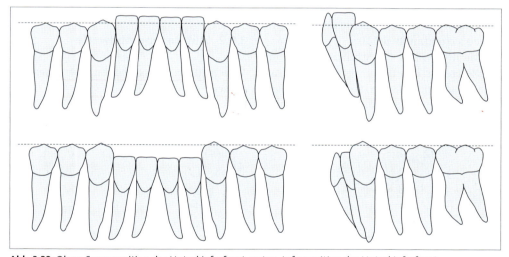

Abb. 3.22: Oben: Suprapostion der Unterkieferfront, unten: Infraposition der Unterkieferfront

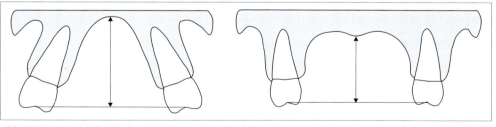

Abb. 3.23: Gaumenhöhenindex nach Korkhaus. Links: hoher und schmaler Gaumen, rechts: flacher und breiter Gaumen [68, 69, 70]

Der durchschnittliche Indexwert beträgt 42%. Bei einem relativ zur transversalen Kieferentwicklung hohen Gaumen ist die Indexzahl vergrößert, bei einem flachen Gaumen dagegen verkleinert.

3.9 Stützzonenanalyse

3.9.1 Einführung

Entsprechend der Nomenklatur wird der Zahnbogenabschnitt als „Stützzone" bezeichnet, in den der bleibende Eckzahn und die Prämolaren durchbrechen. Sie hat die Aufgabe, während des Zahnwechsels die sagittale und vertikale Abstützung der Zahnbögen zu sichern (Abb. 3.24).

Die Beurteilung der Stützzonen wird im Wechselgebiss durchgeführt, um die Differenz zwischen dem Platzangebot und dem Platzbedarf zu bestimmen, den die noch nicht durchgebrochenen Zähne der Stützzone benötigen. Der eintretende Platzüberschuss beim Zahnwechsel im Bereich der Stützzonen im Ober- und Unterkiefer ist bedingt durch die größere mesiodistale Länge der Milchzähne in den Stützzonen und wird als „leeway space" bezeichnet [81].

Die Bestimmung der Platzverhältnisse in den Stützzonen erfolgt anhand von:
- Stützzonenmittelwerten,
- korrelativen Abhängigkeiten von der Größe des Frontzahnmaterials,
- röntgenologischen Methoden,
- von röntgenologisch-korrelationsstatistischen Methoden.

3.9.2 Stützzonenmittelwerte

Verschiedene Autoren haben Stützzonenmittelwerte errechnet (Tab. 3.13).

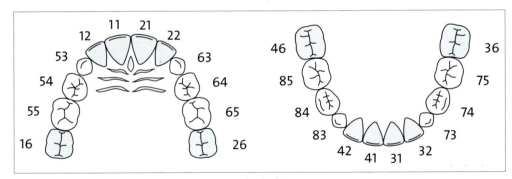

Abb. 3.24: Kieferorthopädische Stützzonen im Wechselgebiss

Tab. 3.13: Stützzonenmittelwerte verschiedener Autoren [77, 78, 85, 108]

Autor	männlich		weiblich	
	Oberkiefer	Unterkiefer	Oberkiefer	Unterkiefer
Seipel	22,3	21,8	21,0	21,1
Moorrees	21,8	21,8	21,2	20,6
Stähle	21,9	21,6	21,7	21,1
Garn	21,9	21,5	21,0	20,6
Miethke	21,8	21,4	21,0	20,7
Mittelwert	21,9	21,5	21,1	20,7

3.9.3 Vermessung der Stützzone nach korrelativen Abhängigkeiten von der Größe des Frontzahnmaterials

3.9.3.1 Beurteilung der Stützzonen nach Berendonk

Berendonk [14] hat ausgehend von der SI-Summe Anhaltswerte für die zu erwartende Breite von Eckzahn und Prämolaren für den Ober- und Unterkiefer ermittelt (Tab. 3.14).

Die Platzbilanz soll das Verhältnis zwischen dem im Zahnbogen für die regelrechte Einordnung aller Zähne benötigten Platz und dem tatsächlich zur Verfügung stehenden Raum zum Ausdruck bringen.

3.9.3.2 Stützzonenanalyse nach Moyers

Wegen der einfachen und praktischen Anwendung werden Vorhersagetafeln am häufigsten benutzt. Die Stützzone im Wechselgebiss ist metrisch definiert als der Abstand zwischen dem distalen Kontaktpunkt des lateralen Schneidezahnes und dem mesialen Kontaktpunkt des 6-Jahrmolaren. Sie umfasst den Milcheckzahn, den 1. und 2. Milchmolaren in allen vier Quadranten. Eine verbreitete Analyse ist die Stützzonenanalyse nach Moyers [79] (Abb. 3.25 und 3.26). Folgendes Vorgehen ist zu empfehlen:
1. Messung der unteren Schneidezähne und Berechnung von si,
2. Messung der Stützzonen in den vier Quadranten,

Tab. 3.14: Tabelle zur Stützzonenberechung nach Berendonk [14]

SI (Oberkiefer)	28,0	28,5	29,0	29,5	30,0	30,5	31,0	31,5	32,0	32,5	33,0	33,5	34,0	34,5	35,0	35,5	36,0
Stützzone OK	20,7	20,9	21,2	21,5	21,8	22,0	22,2	22,4	22,7	22,9	23,1	23,3	23,5	23,6	23,8	23,9	24,0
Stützzone UK	20,0	20,3	20,6	20,9	21,2	21,5	21,8	22,0	22,3	22,5	22,7	22,9	23,0	23,2	23,3	23,5	23,6

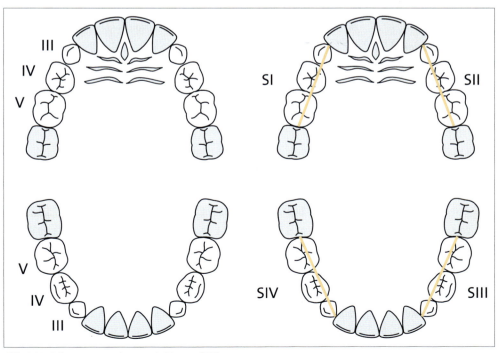

Abb. 3.25: Stützzonenanalyse nach Moyers [79]

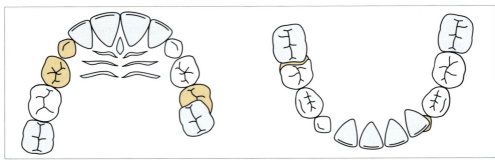

Abb. 3.26: Folge des Stützzoneneinbruchs: Die intakte Stützzone ist farbig hinterlegt. Durch vorzeitigen Milchzahnverlust oder ausgedehnte Kariesdefekte im Bereich des Kontaktpunktes der Milchmolaren kommt es zu Mesialwanderungen der 6-Jahrmolaren und Rotationen bzw. bei Verlust eines Milcheckzahnes zu Mittellinienüberwanderungen.

3. Tabellenwert bei der entsprechenden si auf dem 75%-Niveau ablesen,
4. Differenzbildung zwischen gemessenem Wert und Vorhersagewert.

Die Ergebnisse lassen sich in einem einfachen Schema übersichtlich darstellen (Tab. 3.15).

Die Wahrscheinlichkeitstabellen für die Vorhersage der Breitensumme von Eckzahn und Prämolaren im Ober- und Unterkiefer nach der Summa incisivorum si sind im Folgenden aufgeführt. Klinisch hat es sich bewährt, den zu erwartenden Platzbedarf unter der ermittelten si auf dem 75%-Niveau abzulesen. Dieser Wert gibt an, dass der noch durchbrechende permanente Eckzahn und die Prämolaren mit 75%iger Wahrscheinlichkeit Platz finden (Tab. 3.15 und 3.16a+b).

Tab. 3.15: Auswertungsschema der Stützzonenanalyse nach Moyers [79]

	S1 [mm]	S2 [mm]	S3 [mm]	S4 [mm]
Länge der Stützzone				
Platzbedarf bei 75%				
Differenz:				
Ergebnisse:	Platzmangel Platzüberschuss	Platzmangel Platzüberschuss	Platzmangel Platzüberschuss	Platzmangel Platzüberschuss

Tab. 3.16a: Wahrscheinlichkeitstabellen für den Oberkiefer

si	19,5	20,0	20,5	21,0	21,5	22,0	22,5	23,0	23,5	24,0	24,5	25,0	25,5	26,0	26,5	27,0	27,5	28,0	28,5	29,0
95%	21,6	21,8	22,1	22,4	22,7	23,2	23,5	23,8	24,0	24,3	24,6	24,9	25,1	25,4	25,7	26,0	26,2	26,5	26,7
85%	21,0	21,3	21,5	21,8	22,1	22,4	22,6	22,9	23,2	23,5	23,7	24,0	24,3	24,6	24,8	25,1	25,4	25,7	25,9	26,2
75%	20,6	20,9	21,2	21,5	21,8	22,0	22,3	22,6	22,9	23,1	23,4	23,7	24,0	24,2	24,5	24,8	25,0	25,3	25,6	25,9
65%	20,4	20,6	20,9	21,2	21,5	21,8	22,0	22,3	22,6	22,8	23,1	23,4	23,7	24,0	24,2	24,5	24,8	25,1	25,3	25,6
50%	20,1	20,3	20,6	20,8	21,1	21,4	21,7	21,9	22,2	22,5	22,8	23,0	23,3	23,6	23,9	24,1	24,4	24,7	25,0	25,3
35%	19,6	19,9	20,2	20,5	20,8	21,0	21,3	21,6	21,9	22,1	22,4	22,7	23,0	23,2	23,5	23,8	24,1	24,3	24,6	24,9
25%	19,4	19,7	19,9	20,2	20,5	20,8	21,0	21,3	21,6	21,9	22,1	22,4	22,7	23,0	23,2	23,5	23,8	24,1	24,3	24,6
15%	19,0	19,3	19,6	19,9	20,2	20,4	20,7	21,0	21,3	21,5	21,8	22,1	22,4	22,6	22,9	23,2	23,4	23,7	24,0	24,3
5%	18,5	18,8	19,0	19,3	19,6	19,9	20,1	20,4	20,7	21,0	21,2	21,5	21,8	22,1	22,3	22,6	22,9	23,2	23,4	23,7

Tab. 3.16b: Wahrscheinlichkeitstabellen für den Unterkiefer

si	19,5	20,0	20,5	21,0	21,5	22,0	22,5	23,0	23,5	24,0	24,5	25,0	25,5	26,0	26,5	27,0	27,5	28,0	28,5	29,0
95%	21,1	21,4	21,7	22,0	22,3	22,6	22,9	23,2	23,5	23,8	24,1	24,4	24,7	25,0	25,3	25,6	25,8	26,1	26,4	26,7
85%	20,5	20,8	21,1	21,4	21,7	22,0	22,3	22,6	22,9	23,2	23,5	23,8	24,0	24,3	24,6	24,9	25,2	25,5	25,8	26,1
75%	20,1	20,4	20,7	21,0	21,3	21,6	21,9	22,2	22,5	22,8	23,1	23,4	23,7	24,0	24,3	24,6	24,8	25,1	25,4	25,7
65%	19,8	20,1	20,4	20,7	21,0	21,3	21,6	21,9	22,2	22,5	22,8	23,1	23,4	23,7	24,0	24,3	24,6	24,8	25,1	25,4
50%	19,4	19,7	20,0	20,3	20,6	20,9	21,2	21,5	21,8	22,1	22,4	22,7	23,0	23,3	23,6	23,9	24,2	24,5	24,7	25,0
35%	19,0	19,3	19,6	19,9	20,2	20,5	20,8	21,1	21,4	21,7	22,0	22,3	22,6	22,9	23,2	23,5	23,8	24,0	24,3	24,6
25%	18,7	19,0	19,3	19,6	19,9	20,2	20,5	20,8	21,1	21,4	21,7	22,0	22,3	22,6	22,9	23,2	23,5	23,8	24,1	24,4
15%	18,4	18,7	19,0	19,3	19,6	19,8	20,1	20,4	20,7	21,0	21,3	21,6	21,9	22,2	22,5	22,8	23,1	23,4	23,7	24,0
5%	17,7	18,0	18,3	18,6	18,9	19,2	19,5	19,8	20,1	20,4	20,7	21,0	21,3	21,6	21,9	22,2	22,5	22,8	23,1	23,4

3.9.4 Röntgenologisch-korrelationsstatistische Stützzonenanalyse nach Hixon und Oldfather

Um den Platzbedarf in den Stützzonen vor dem Durchbruch der permanenten Zähne zu ermitteln, haben Hixon und Oldfather [52] eine kombiniert röntgenologisch-korrelationsstatistische Methode entwickelt (modifiziert von Staley und Kerber [109]), die jedoch nur für den Unterkiefer anwendbar ist.

Folgendes Vorgehen wird angegeben: Man bildet die Breitensumme des mittleren und seitlichen Schneidezahnes und die Summe der Prämolaren einer Unterkieferseite im Röntgenbild. Aus den Normwerten kann nun die entsprechende Breitensumme von Eckzahn und Prämolaren dieser Seite ermittelt werden. Einschränkend muss gesagt werden, dass Röntgenfehler und systemimmanente Verprojezierungen das Ergebnis relativieren können (Tab. 3.17).

Von derselben Seite des Unterkiefers werden am Modell die Breitensumme des mittleren und des seitlichen Schneidezahnes bestimmt und am Röntgenbild (verzerrungsfreies orthoradiales Kleinröntgenbild) die Breitensumme des 1. und 2. Prämolaren. Anhand der Summe aus beiden Messungen wird in der Vorhersagetabelle die Breitensumme von Eckzahn und Prämolaren derselben Seite als Platzbedarf abgelesen. Das Platz-

Tab. 3.17: Auswertungsschema für die röntgenologisch-korrelationsstatistische Analyse

Modellvermessung Zahnbreiten Uk-1er, Uk-2er		Röntgenvermessung Zahnbreiten Uk-4er, Uk-5er						
Breitensumme	mm							mm
Summe Modell-/Röntgenvermessung	mm							mm
Platzbedarf	mm							mm
Platzangebot	mm							mm
Differenz/Quadrant	mm							mm
Summe der Inzisivi und Prämolaren einer Seite in mm (Normwerte)	23	24	25	26	27	28	29	30
Erwartete Summe von Eckzahn und Prämolaren dieser Seite in mm (Normwerte)	18,4	19,0	19,7	20,3	21,0	21,6	22,3	22,9

angebot ist der gemessene Wert der Stützzonenlänge.

3.10 Platzanalyse im permanenten Gebiss

3.10.1 Einführung

Im permanenten Gebiss ist bei Patienten mit Zahnfehlstellungen als Folge von Raumeinengungen die metrische Erfassung der Engstände im Ober- und Unterkiefer wichtig. Zur Ermittlung der Differenz zwischen Platzangebot und Platzbedarf im Zahnbogen werden in jedem Kiefer Messungen durchgeführt.

Praktische Anwendung finden die Platzanalyse nach Nance [81] und die Segmentanalyse nach Lundström [75, 76].

3.10.2 Platzbedarfsanalyse nach Nance

Nance [81] geht in seiner Platzbedarfsanalyse (Abb. 3.27, Tab. 3.18) davon aus, dass die Ist-Länge des Zahnbogens im Oberkiefer der individuellen Zahnbogenform, von den Inzisalkanten der Frontzähne über die Kontaktpunkte im Seitenzahngebiet bis zum mesia-

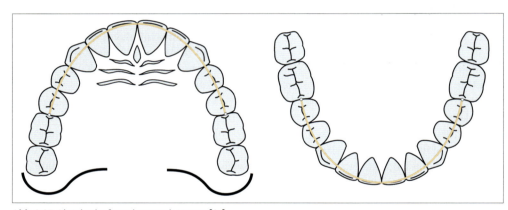

Abb. 3.27: Platzbedarfsanalyse nach Nance [81]

Tab. 3.18: Auswertungsschema der Platzbedarfsanalyse nach Nance [81]

Platzbedarfsanalyse nach Nance im Oberkiefer										
Zahn	15	14	13	12	11	21	22	23	24	25
Zahnbreite [mm]										
Platzbedarf [mm]										
Platzangebot [mm]										
Differenz										
Platzbedarfsanalyse nach Nance im Unterkiefer										
Zahn	45	44	43	42	41	31	32	33	34	35
Zahnbreite [mm]										
Platzbedarf [mm]										
Platzangebot [mm]										
Differenz										

3.10 Platzanalyse im permanenten Gebiss

len Kontaktpunkt des 6-Jahrmolaren, entspricht. Die Messung im Unterkiefer erfolgt analog. Folgendes Vorgehen ist zu empfehlen:
1. Bestimmung der mesiodistalen Breiten jedes Zahnes mesial des 6-Jahrmolaren = Platzbedarf;
2. Bestimmung der Ist-Bogenlänge anhand eines weichen Drahtes, der entsprechend der individuellen Bogenform konturiert und über die Inzisalkanten und Kontaktpunkte bis zum mesialen Kontaktpunkt vom 6-Jahrmolaren gelegt wird, nach Begradung des Bogenstückes erfolgt die Messung = Platzangebot;
3. Ermittlung der Differenz zwischen Soll- und Ist-Zahnbogenlänge.

3.10.3 Segmentanalyse nach Lundström

Bei der Segmentanalyse nach Lundström (Tab. 3.19) wird folgendes praktisches Vorgehen empfohlen:

1. Aufteilung des Zahnbogens in 6 Segmente (S1–S6, Abb. 3.28);
2. Von jedem Zahn wird der größte mesiodistale Durchmesser ermittelt (12 Messungen je Kiefer) und die Breitensumme der Zahnpaare S1, S2, S3, S4, S5, S6 durch Addition gebildet = Platzbedarf;
3. Messung der Weite jedes Segmentes zwischen den Kontaktpunkten der benachbarten Zähne = Platzangebot;
4. Ermittlung der Differenz zwischen Platzbedarf und Platzangebot.

3.10.4 Breitenrelation nach Bolton

Im permanenten Gebiss ergeben sich erweiterte diagnostische Möglichkeiten zur Erkennung von Diskrepanzen in den Zahnbogenbreiten des Ober- und Unterkiefers.

Hierfür entwickelte Bolton zwei Indices (Tab. 3.20) [22, 23].

Die „anterior ratio" bezieht sich auf das Verhältnis der mesiodistalen Breitensum-

Tab. 3.19: Auswertungsschema für die Segmentanalyse nach Lundström [76]

Segmentanalyse nach Lundström im Oberkiefer												
Zahn	16	15	14	13	12	11	21	22	23	24	25	26
Breite [mm]												
Segmente		S1		S2		S3		S4		S5		S6
Platzbedarf [mm]												
Platzangebot [mm]												
Differenz [mm]												
Ergebnis												
Segmentanalyse nach Lundström im Unterkiefer												
Zahn	36	35	34	33	32	31	41	42	43	44	45	46
Breite [mm]												
Segmente		S1		S2		S3		S4		S5		S6
Platzbedarf [mm]												
Platzangebot [mm]												
Differenz [mm]												
Ergebnis												

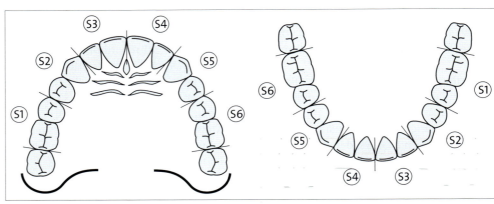

Abb. 3.28: Aufteilung des Zahnbogens in 6 Segmente nach Lundström [76]

Tab. 3.20: Bolton-Relation für die anterior und overall ratio [22, 23]

Bolton-Relation für die anterior ratio								
Oberkiefer	40,0	40,5	41,0	41,5	42,0	42,5	43,0	43,5
Unterkiefer	30,9	31,3	31,7	32,0	32,4	32,8	33,2	33,6
Oberkiefer	44,0	44,5	45,0	45,5	46,0	46,5	47,0	47,5
Unterkiefer	34,0	34,4	34,7	35,1	35,5	35,9	36,3	36,7
Oberkiefer	48,0	48,5	49,0	49,5	50,0	50,5	51,0	51,5
Unterkiefer	37,1	37,4	37,8	38,2	38,6	39,0	39,4	39,8
Oberkiefer	52,0	52,5	53,0	53,5	54,0	54,5	55,0	
Unterkiefer	40,1	40,5	40,9	41,3	41,7	42,1	42,5	
Bolton-Relation für die overall ratio								
Oberkiefer	85,0	86,0	87,0	88,0	89,0	90,0	91,0	92,0
Unterkiefer	77,6	78,5	79,4	80,3	81,3	82,1	83,1	84,0
Oberkiefer	93,0	94,0	95,0	96,0	97,0	98,0	99,0	100,0
Unterkiefer	84,9	85,8	86,7	87,6	88,6	89,5	90,4	91,3
Oberkiefer	101,0	102,0	103,0	104,0	105,0	106,0	107,0	108,0
Unterkiefer	92,2	93,1	94,0	95,0	95,9	96,8	97,8	98,6
Oberkiefer	109,0	110,0						
Unterkiefer	99,5	100,4						

3.10 Platzanalyse im permanenten Gebiss

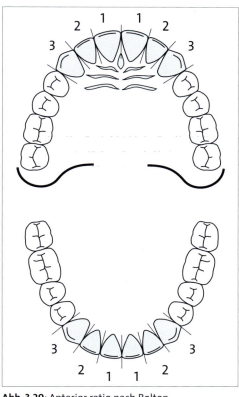

Abb. 3.29: Anterior ratio nach Bolton

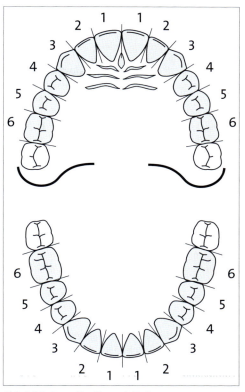

Abb. 3.30: Overall ratio nach Bolton

men der Schneidezähne und Eckzähne (Abb. 3.29). Der zweite Index, die „overall ratio", berücksichtigt die Relation aller Zähne der beiden Zahnbögen von 6-Jahrmolar zu 6-Jahrmolar (Abb. 3.30).

$$\frac{Summe\ UK_6}{Summe\ OK_6} \cdot 100 = 77{,}2\% \pm 0{,}22$$

$$\frac{Summe\ UK_{12}}{Summe\ OK_{12}} \cdot 100 = 91{,}3\% \pm 0{,}26$$

Ist der berechnete Indexwert bei der overall ratio größer als 91,3%, ist das Zahnmaterial im Unterkiefer im Vergleich zum Oberkiefer zu breit. Ist dagegen der Indexwert verkleinert, sind die Oberkieferzähne relativ zum Unterkiefer zu groß.

Zur Analyse wird an jedem der 12 Ober- und Unterkieferzähne der größte mesiodistale Durchmesser gemessen. Die Methode ist auf das permanente Gebiss beschränkt.

Die häufigste Ursache für Zahnbreitendiskrepanzen sind Rechts-Links-Asymmetrien in der mesiodistalen Zahngröße.

Bei einem Indexwert bei der die anterior ratio größer als 77,2% ist, ist die Breitensumme der sechs Unterkieferfrontzähne in Relation zur Frontzahngruppe des Oberkiefers zu groß. Bei einem kleineren Indexwert liegt die Ursache für die Diskrepanz per definitionem im Überschuss an Zahnmaterial im Frontzahngebiet des Oberkiefers. Eingeschränkt aussagefähig ist die anterior ratio bei ausgeprägtem Labialstand der Schneidezähne und bei abnormal verbreitertem labiolingualen Durchmesser der Inzisalkanten.

Klinische Relevanz erhalten Indexabweichungen von mehr als der doppelten Standardabweichung. Diese sind bei regelrechter

Tab. 3.21: Auswertungsschema für die Bolton-Analyse

Zahn	16	15	14	13	12	11	21	22	23	24	25	26
Breite [mm]												
Zahn	46	45	44	43	42	41	31	32	33	34	35	36
Breite [mm]												
overall ratio $\dfrac{\text{Summe UK}_{12}}{\text{Summe OK}_{12}} \cdot 100 = 91{,}3\%$												
anterior ratio $\dfrac{\text{Summe UK}_{6}}{\text{Summe OK}_{6}} \cdot 100 = 77{,}2\%$												
Ergebnis	Wenn > 91,3% $\dfrac{mm}{\text{IST UK}_{12}} - \dfrac{mm}{\text{SOLL UK}_{12}} = mm$						Wenn < 91,3% $\dfrac{mm}{\text{IST UK}_{12}} - \dfrac{mm}{\text{SOLL UK}_{12}} = mm$					
	Wenn > 77,2% $\dfrac{mm}{\text{IST UK}_{12}} - \dfrac{mm}{\text{SOLL UK}_{12}} = mm$						Wenn < 77,2% $\dfrac{mm}{\text{IST UK}_{12}} - \dfrac{mm}{\text{SOLL UK}_{12}} = mm$					

Kieferlagebeziehung und guter Frontzahnstellung u. a. Ursache für Zahnrotationen, Lückenbildung, Engstände und Interkuspidationsstörungen. Eine Disharmonie zwischen Ober- und Unterkieferzahnbreiten kann z. B. durch Zahnextraktionen, approximales Stripping oder mesiodistale Aufbauten verbessert und korrigiert werden.

Die Bolton-Analyse lässt sich in einem Schema übersichtlich darstellen (Tab. 3.21).

3.11 Analyse der apikalen Basis nach Rees

Das Verhältnis des Umfangs der apikalen Basis zur Länge des Zahnbogens kann im bleibenden Gebiss von Ober- und Unterkiefer ermittelt werden und ist ein Maß für die Größe der apikalen Basis (Tab. 3.22) [87].

Folgendes Vorgehen wird empfohlen:
1. Radieren von Wangen- und Lippenbändchen;
2. Konstruktion von drei zur Okklusion senkrechten Linien von der Höhe der Papille ca. 8 bis 10 mm nach apikal (jeweils mesial der 6-Jahrmolaren und am medianen Kontaktpunkt der mittleren Schneidezähne) (Abb. 3.31);
3. Messung der Distanz mesial von 6-Jahrmolar bis mesial 6-Jahrmolar über die Alveolarfortsatzfläche (Abb. 3.32);
4. Messung der Zahnbogenlänge mesial 6-Jahrmolar bis mesial 6-Jahrmolar entlang der Höckerspitzen und Inzisalkanten.

Tab. 3.22: Sollwertbereiche der Messungen nach Rees [87]

Messung	Sollwerte nach Rees
Apikale Basis OK zu Zahnbogen OK	+ 1,5 bis + 5,0 mm
Apikale Basis UK zu Zahnbogen UK	+ 2,0 bis + 7,0 mm
Apikale Basis OK zu apikaler Basis UK	+ 3,0 bis + 9,5 mm
Zahnbogen OK zu Zahnbogen UK	+ 5,0 bis + 10,0 mm

3.12 Schema der Platzanalyse im Unterkiefer

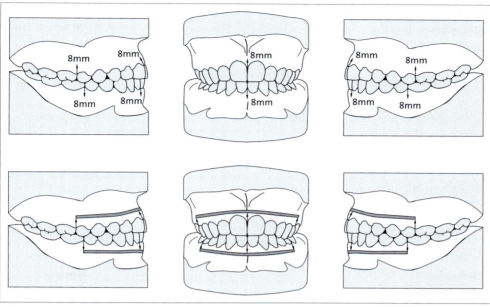

Abb. 3.31: Messpunkte und -strecken für die Analyse nach Rees [87]

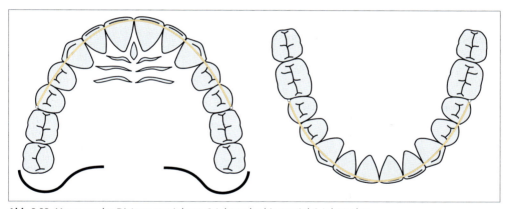

Abb. 3.32: Messung der Distanz mesial von 6-Jahrmolar bis mesial 6-Jahrmolar

3.12 Schema der Platzanalyse im Unterkiefer

Aufgrund der geringeren therapeutischen Beeinflussung des Unterkieferzahnbogens ist die Ermittlung von Platzverlusten und Platzquellen im Unterkiefer für die kieferorthopädische (mit Beeinflussung des Kieferwachstums mittels herausnehmbarer Geräte) und orthodontische (biomechanische Einzelbewegung der Zähne ohne wesentliche Wachstumsveränderungen mittels Multibracketapparatur) Therapie sehr wichtig. Die wesentlichen Behandlungsmaßnahmen, die mit einem zusätzlichen Platzbedarf verbunden sind, bzw. bedeutsame Platzquellen im Unterkiefer sind in der Tab. 3.23 aufgeführt. Nur nach der Ermittlung dieser „Netto"-Platzbilanz und deren Einbeziehung in vorangegangene Analysen (Lundström, Rees usw.) ist eine relevante Aussage über die sagittalen, transversalen und vertikalen therapeutischen Möglichkeiten gegeben.

Platzanalyse UK am Modell

Tab. 3.23: Schema der Platzanalyse im Unterkiefer

Platzverlust			Verlust (–)
Nivellierung der Spee'schen Kurve	Maximal 3 mm		_____ mm
Auflösen einer Fächerfrontstellung	0,5 mm pro Zahn		_____ mm
Retrusion der Schneidezähne	1 mm Retrusion = 2 mm Verlust		_____ mm
Platzverlust gesamt:			_____ mm
Platzquellen			**Gewinn (+)**
Protrusion der Schneidezähne	1 mm Protrusion = 2 mm Gewinn		_____ mm
Expansion	Maximal 1 mm pro Seite		_____ mm
Distalisation Rotation	Maximal 1 mm pro Seite		_____ mm
Aufrichten gekippter Zähne	Maximal 2 mm pro Seite		_____ mm
Strippen nach Bolton-Analyse (= approximale Schmelzreduktion)	0,2–0,3 mm pro Approximalkontakt		_____ mm
Extraktionstherapie	Etwa 7 mm pro Prämolar		_____ mm
Platzgewinn gesamt:			_____ mm
„Netto"-Platzbilanz:			_____ mm

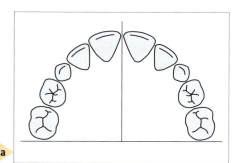 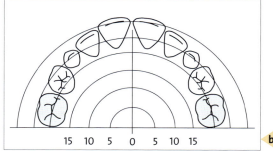

Abb. 3.33a, b: Analyse des Milchzahnbogens. **a)** Halbkreisform im Milchgebiss, **b)** Bestimmung der Symmetrie des Zahnbogens [101–104]

3.13 Beurteilung des Milchzahnbogens

Für die Analyse im Milchgebiss steht das Milchzahnbogenmuster nach A. M. Schwarz zur Verfügung (Abb. 3.33a, b). Nach A. M. Schwarz entspricht die Durchschnittsform des vollzähligen, meist etwas lückigen oberen Bogens einem Halbkreis [101–104].

Der untere Zahnbogen ist dagegen frontal abgeflacht. Als optische Hilfsmittel verwendet man durchsichtige Messscheiben. Der Halbkreis liegt den Zähnen vestibulär an und geht mit der Grundlinie im Oberkiefer durch die bukkalen Furchen der zweiten Milchmolaren, im Unterkiefer durch die Spitzen der distobukkalen Höcker der zweiten Milchmolaren. Durch Positionierung einer Messscheibe mittig auf das Modell können transversale, sagittale und vertikale Abweichungen bestimmt werden.

Um eine reproduzierbare und klassifizierbare Modellanalyse im Milchgebiss durchführen zu können, hat Dausch-Neumann den „Tübinger Milchgebiss-Index" erstellt (Abb. 3.34, Tab. 3.24 und 3.25). Die Referenzpunkte sind am palatinalen bzw. lingualen Zahnfleischrand definiert.

Es gelten die von Dausch-Neumann und Stangenberg ermittelten Indexwerte [28].

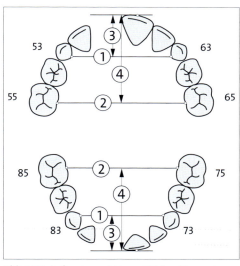

Abb. 3.34: Referenzpunkte zur Milchgebissanalyse nach Dausch-Neumann (1: anteriore Breite, 2: posteriore Breite, 3: anteriore Länge, 4: posteriore Länge) [28]

Tab. 3.24: Oberkiefer-Sollwerte für das eugnathe Milchgebiss nach Dausch-Neumann und Stangenberg [28]

SI	Zahnbogenbreite		Zahnbogenlänge	
	anterior	posterior	anterior	posterior
14	14,0	18,0	6,5	15,0
15	15,0	19,5	7,0	16,0
16	16,0	21,0	7,5	17,5
17	17,0	22,0	8,0	18,5
18	18,0	23,5	8,5	20,0
19	19,0	25,0	9,0	21,0
20	20,0	26,0	9,5	22,0
21	21,0	27,5	10,0	23,0
22	22,0	29,0	10,5	24,0
23	23,0	30,0	11,0	25,0
24	24,5	31,0	11,5	26,0
25	25,5	32,5	12,0	27,0

Tab. 3.25: Unterkiefer-Sollwerte für das eugnathe Milchgebiss nach Dausch-Neumann und Stangenberg [28]

si	Zahnbogenbreite		Zahnbogenlänge	
	anterior	posterior	anterior	posterior
11,0	11,5	18,0	4,5	13,5
12,0	12,5	19,0	5,0	15,0
13,0	14,0	21,0	5,5	16,0
14,0	15,0	22,5	5,7	17,0
15,0	16,0	24,0	6,0	18,5
16,0	17,0	26,0	6,5	20,0
17,0	18,0	27,0	7,0	21,0
18,0	19,0	29,0	7,5	22,0
19,0	20,0	30,0	7,7	23,0
20,0	21,0	32,0	8,0	24,5
21,0	22,0	34,0	8,5	26,0
22,0	23,0	35,5	9,0	27,0
23,0	24,0	37,0	9,5	28,0

4 Kephalometrische Analyse

4.1 Einführung

Das Fernröntgenseitenbild (FRS) stellt die diagnostische Grundlage der Kephalometrie dar und bildet die Dentition von Ober- und Unterkiefer, das Weichteilprofil und das Kieferskelett ab (Schädelvermessung). Die Fernröntgenaufnahme ist eine wichtige Ergänzung zum Modellbefund und ermöglicht die exakte Beurteilung der Position und Achsenstellung der Schneidezähne, der Bisslage und erlaubt eine Wachstumsvorhersage des Gesichtsschädels.

Um den sagittalen und vertikalen Schädelaufbau beurteilen zu können, muss die Darstellung in der Seitenansicht (Norma lateralis) erfolgen. Die Medianebene des Kopfes muss möglichst parallel zur Filmebene ausgerichtet sein. Bedingt durch die 3-Dimensionalität des Schädels treten Projektionsfehler auf, die durch einen großen Fokus-Film (international üblich 1,5 m bis 4 m) und einen kleinen Objekt-Film-Abstand reduziert werden können. Der Zentralstrahl verläuft durch den Porus acusticus externus. Sagittale Messvergleiche und Mess-Sollwerte können nur bei gleicher Einstellung des Zentralstrahls durchgeführt werden (die Einstellung hat auf die Winkelmessungen keinen Einfluss).

Ein lege artis Fernröntgenseitenbild muss neben den knöchernen Strukturen auch die Gesichtsweichteile kontrastreich darstellen, um das Weichteilprofil beurteilen zu können.

Die Ziele der Interpretation der Messergebnisse können in folgenden Punkten zusammengefasst werden:

- Analyse des Gesichtsschädelaufbaus,
- Erfassung der vertikalen und sagittalen Kieferlagebeziehungen,
- Differenzierung zwischen skelettaler und dentoalveolärer Anomalie,
- Analyse der dentalen Beziehungen,
- Beurteilung der Weichteile unter ätiologischen und prognostischen Gesichtspunkten.

Voraussetzung für eine aussagekräftige und reproduzierbare kephalometrische Analyse des Fernröntgenseitenbildes ist eine exakte Definition der kephalometrischen Parameter und ein definierter Standard der Röntgenaufnahmetechnik.

Die Fachliteratur kennt über 200 kephalometrische Messpunkte und über 100 kephalometrische Analysen. International hat sich eine Reihe von Analysemethoden durchgesetzt, von denen sich der Behandler eine geeignet erscheinende Auswahl zusammenstellt.

Jede Anomalie ist gekennzeichnet durch Abweichungen der Kieferbasen in sagittaler und vertikaler Ebene sowie durch die Rotation der Kieferbasen zueinander.

Mittels der kephalometrischen Analyse im Fernröntgenseitenbild kann der Gesichtstyp bestimmt werden. Gesichtstyp und Anomalie sind aber nicht unbedingt korrelativ voneinander abhängig. Bei allen Anomalien finden sich Dysgnathien und auch ideale Okklusionsbeziehungen. Je nach Relation der Kieferbasen in vertikaler und sagittaler Ebene sind dentoalveoläre von skelettalen Anomalien zu unterscheiden (Abb. 4.2 bis 4.13).

Eine erfolgreiche Therapie der skelettalen Dysgnathien ist nur während der pubertalen Wachstumsphase möglich, eine Korrektur der dentoalveolären Dysgnathie auch zu einem späteren Zeitpunkt. Spätbehandlungen skelettaler Anomalien sind nur durch kompensatorische kieferorthopädische Maßnahmen möglich, bei skelettal sehr ausgeprägten Anomalien sogar nur durch eine kombiniert kieferorthopädisch-kieferchirurgische Therapie (Tab. 4.1).

Die prognostische Beurteilung sagittaler und vertikaler Dysgnathien wird u.a. durch die Wachstumsrichtung bestimmt:

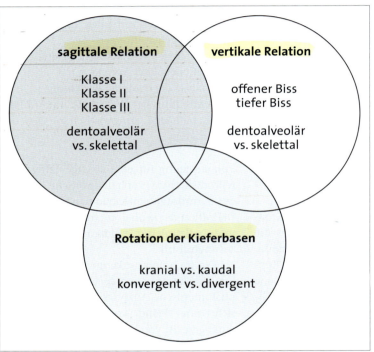

Abb. 4.1: Klassifikation der skelettalen Anomalien

Tab. 4.1: Einschätzung der Prognose sagittaler und vertikaler Anomalien

Prognoseübersicht	günstige Prognose	ungünstige Prognose
Klasse II – Anomalie mit horizontaler Wachstumsrichtung	Bisslagekorrektur	Bisshebung
Klasse II – Anomalie mit vertikaler Wachstumsrichtung	Bisshebung	Bisslagekorrekur
Klasse III – Anomalie mit horizontaler Wachstumsrichtung	–	Bisshebung (wenn notwendig)
Klasse III – Anomalie mit vertikaler Wachstumsrichtung	–	Bisslagekorrektur Bisssenkung
tiefer Biss	dentoalveoläre Anomalie	skelettale Anomalie
offener Biss	dentoalveoläre Anomalie	skelettale Anomalie

4.1 Einführung

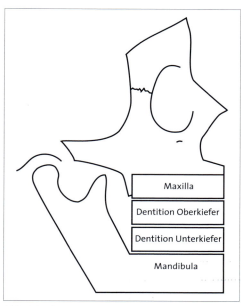

Abb. 4.2: Klasse I

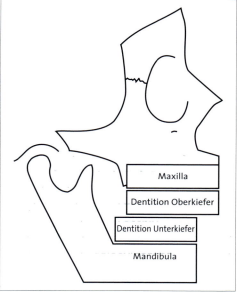

Abb. 4.3: Skelettale Klasse II

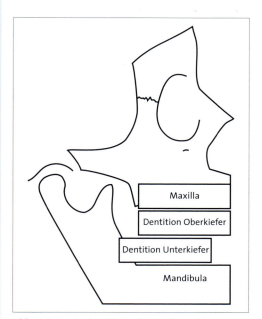

Abb. 4.4: Dentoalveolär bedingte Klasse II

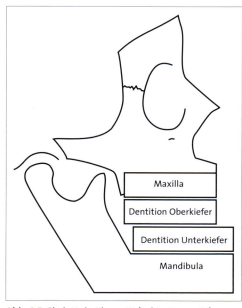

Abb. 4.5: Skelettale Klasse III (echte Progenie)

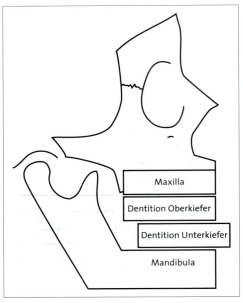

Abb. 4.6: Dentoalveolär bedingte Klasse III

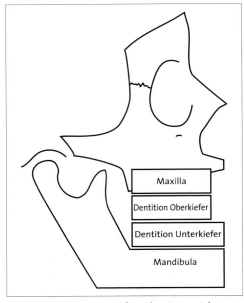

Abb. 4.7: Pseudoprogenie (unechte Progenie)

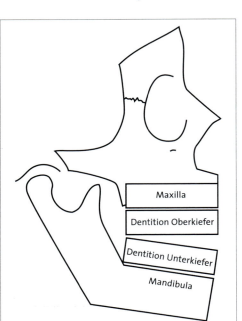

Abb. 4.8: Skelettal offener Biss

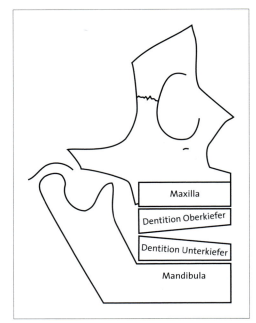

Abb. 4.9: Dentoalveolär offener Biss

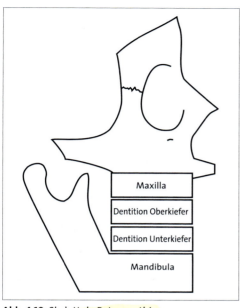

Abb. 4.10: Skelettale Retrognathie

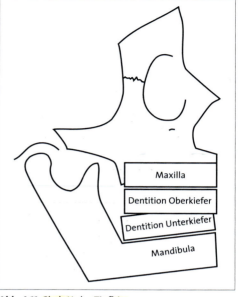

Abb. 4.11: Skelettaler Tiefbiss

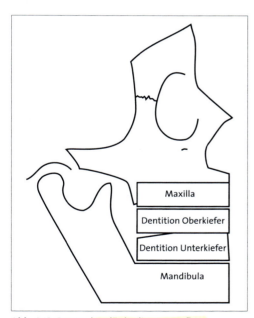

Abb. 4.12: Dentoalveolär bedingter Tiefbiss

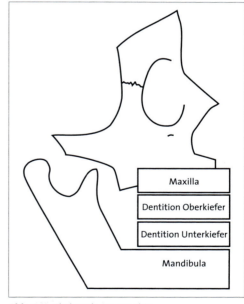

Abb. 4.13: Skelettale Prognathie

4.2 Bezugspunkte, Linien und Winkel

Aufgrund der Vielzahl kephalometrischer Analysemethoden wird im Folgenden eine Auswahl der gebräuchlichsten Messpunkte, Messstrecken und Winkel getroffen und deren Bedeutung erläutert. Die wichtigsten Parameter einer vertikalen, sagittalen, metrischen und dentalen Analyse werden dargestellt.

Prinzipiell können zur Durchzeichnung eines Fernröntgenseitenbildes eine transparente Folie oder ein Digitalisiertablett verwendet werden. Um Vergleiche zwischen verschiedenen Durchzeichnungen und Überlagerungen bei einem Patienten durchführen zu können, muss die Fernröntgenseitenaufnahme immer nach der gleichen Horizontalen ausgerichtet werden. Gebräuchlich sind Ausrichtungen nach der NS-Linie, der Frankfurter Horizontalen oder der Burstone-Gesichtshorizontalen [27].

Beim Vorhandensein einer Doppelkontur ist für die Durchzeichnung eine Linie mittig der beiden Konturlinien zu wählen.

Tab. 4.2: Skelettale Bezugspunkte der Fernröntgenseitenanalyse

Punkt	Definition
S	Sella: Mitte der Fossa hypophysialis
Se	Sella-Punkt nach A.M. Schwarz: Mitte des Sella-Eingangs
N	Nasion: anteriorster Punkt der Sutura nasofrontalis in der Median-Sagittal-Ebene, bei offener V-Form der Sutur posteriorster Punkt
Or	Orbitale: kaudalster Punkt der röntgenologischen Orbita
Spa (Sp. Acanthion)	Spina nasalis anterior: anteriorster Punkt der knöchernen Spina nasalis in der Median-Sagittal-Ebene, anteriore Begrenzung der Maxilla
A (SS)	A-Punkt, Subspinale: tiefster Punkt der anterioren Kontur des Oberkieferalveolarfortsatzes in der Median-Sagittal-Ebene
Pr	Prosthion: inferiorster und anteriorster Alveolarfortsatzpunkt zwischen den mittleren oberen Incisivi in der Median-Sagittal-Ebene
Spp	Spina nasalis posterior: konstruierter röntgenologischer Punkt am Schnittpunkt der anterioren Wand der Fossa pterygopalatina mit dem Nasenboden, posteriore Begrenzung der Maxilla
Id	Infradentale: superiorster und anteriorster Alveolarfortsatzpunkt zwischen den mittleren unteren Incisivi in der Median-Sagittal-Ebene
B (SM)	B-Punkt, Supramentale: tiefster Punkt der anterioren Kontur des Unterkieferalveolarfortsatzes in der Median-Sagittal-Ebene
Pog	Pogonion: anteriorster Punkt des knöchernen Kinns in der Median-Sagittal-Ebene
Gn	Gnathion: anteriorster und inferiorster Punkt des knöchernen Kinns in der Median-Sagittal-Ebene (nach A.M. Schwarz unterster Kinnpunkt)
Me	Menton: kaudalster Konturpunkt der Symphyse
Ar	Articulare: konstruierter Schnittpunkt des Unterrandes der Schädelbasis mit der dorsalen Kontur des Collum mandibulae
Ba	Basion: posteriorster und kaudalster Punkt des Clivus in der Median-Sagittal-Ebene
Po	Porion: röntgenologisch superiorster Punkt des knöchernen Gehörganges
Cond	Condylion: superiorster Punkt des Condylus mandibulae

4.2 Bezugspunkte, Linien und Winkel

4.2.1 Skelettale und konstruierte Bezugspunkte

Um Winkel und Streckenmessungen am Fernröntgenseitenbild vornehmen zu können, benötigt man definierte Bezugspunkte. Die Referenzpunkte werden in skelettale, dentale, dentoalveoläre und Weichteilpunkte unterschieden. In der Röntgenkephalometrie finden anatomische (unilaterale Bezugspunkte oder Strukturen im Bereich der Median-Ebene, z.B. A-Punkt), röntgenologische (am Schnittpunkt zweier Röntgenschatten, z.B. Konstruktion des Mandibularplanums innerhalb der Doppelkontur des basalen Unterkiefers) und konstruierte Messpunkte (z.B. Gonion) Verwendung (Tab. 4.2 und 4.3, Abb. 4.14).

Tab. 4.3: Konstruierte Bezugspunkte der Fernröntgenseitenanalyse

Punkt	Definition
T1	Tangentenpunkt an der posterioren oberen Wölbung des Kieferwinkels, ausgehend vom Articulare
T2	Tangentenpunkt an der posterioren unteren Wölbung des Kieferwinkels, ausgehend vom Menton
Go	Gonion: konstruierter Punkt am Tangentenschnittpunkt der hinteren Ramuslinie mit der Linie des Manibularplanums
vPOcP	konstruierter anteriorer Punkt des Okklusalplanums, der durch Halbierung der Strecke des Schneidezahnüberbisses definiert ist
hPOcP	konstruierter posteriorer Punkt des Okklusalplanums, der durch den distalsten okklusalen Molarenkontaktpunkt definiert ist
vPOK	konstruierter vorderer Bezugspunkt für die Bestimmung der Oberkieferlänge: im A-Punkt gefälltes Lot auf die Spina-Ebene
vPUK	konstruierter vorderer Bezugspunkt für die Bestimmung der Unterkieferlänge: im Pogonion gefälltes Lot auf das Manibularplanum

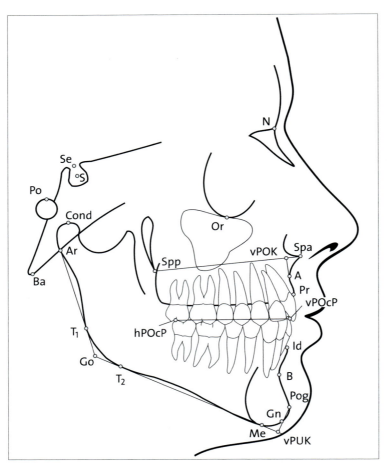

Abb. 4.14: Skelettale Bezugspunkte der Fernröntgenseitenanalyse

4.2.2 Dentale Bezugspunkte

Tab. 4.4: Dentale Bezugspunkte der Fernröntgenseitenanalyse

Punkt	Definition
Is 1	Inzision superius: inzisalster Punkt des anteriorsten oberen Inzisivus
Ap 1	Apicale superius: apikalster Punkt der Wurzel des anteriorsten oberen Inzisivus
Is $\overline{1}$	Inzision inferius: inzisalster Punkt des anteriorsten unteren Inzisivus
Ap $\overline{1}$	Apicale inferius: apikalster Punkt der Wurzel des anteriorsten unteren Inzisivus
ApAMOK	Apexpunkt der mesiovestibulären Wurzel des ersten oberen Molaren (nach Ricketts)
BifMUK	Bifurkationspunkt des ersten unteren Molaren (nach Ricketts)
CpAMOK	mesiovestibulärer Höcker des ersten oberen Molaren (nach Ricketts)
FisMUK	mittlere vestibuläre Querfissur des ersten unteren Molaren (nach Ricketts)
A6	distalster Kronenpunkt des ersten oberen Molaren (nach Ricketts)
B6	distalster Kronenpunkt des ersten unteren Molaren (nach Ricketts)

4.2 Bezugspunkte, Linien und Winkel

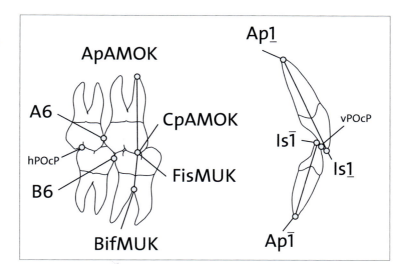

Abb. 4.15: Dentale Bezugspunkte der Fernröntgenseitenanalyse

4.2.3 Weichteilpunkte

Tab. 4.5: Weichteil-Bezugspunkte der Fernröntgenseitenanalyse

Punkt	Definition
G	Glabellapunkt: anteriorster Stirnpunkt
N'	Hautnasion: tiefster Punkt am Übergang von der Stirn zur Nase
Ns (Pn)	Nasenspitze, Pronasale: anteriorster Nasenpunkt
ctg	Columella-Tangenten-Punkt: Punkt am Übergang des geraden Teils der Columella in die Konvexität der Nasenspitze
Sn	Subnasale: Übergangspunkt vom Nasensteg in die Oberlippe
Ls (Ol)	Oberlippenpunkt: anteriorster Oberlippenpunkt in der Median-Sagittal-Ebene
Li (Ul)	Unterlippenpunkt: anteriorster Unterlippenpunkt in der Median-Sagittal-Ebene
Sm	Supramentale: tiefste Einziehung der Kinnfalte
Pog' (P, Pg, POG)	Hautpogonion: anteriorster Punkt des Weichteilkinns in der Median-Sagittal-Ebene
Gn'	Hautgnathion: anteriorster und inferiorster Punkt des Weichteilkinns (nach A. M. Schwarz unterster Kinnpunkt)
Me'	Hautmenton: kaudalster Konturpunkt des Weichteilkinns
Po'	Hautporion: oberster Punkt des Einganges zum äußeren Gehörgang
Or'	Hautorbitale: Punkt eine Lidspaltbreite unterhalb der Pupille des geöffneten Auges

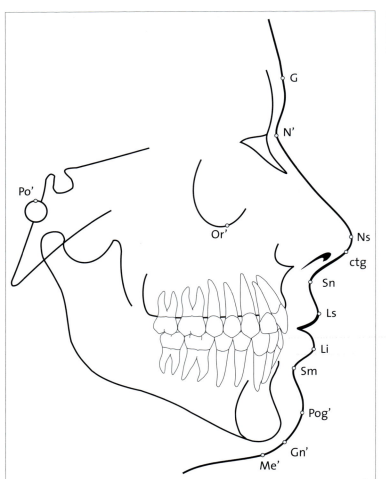

Abb. 4.16: Weichteilpunkte der Fernröntgenseitenanalyse

4.2.4 Bezugsebenen

Voraussetzung für anguläre, lineare und proportionale Vermessungen ist die Definition von röntgenologischen Bezugslinien oder Bezugsebenen (Tab. 4.6, Abb. 4.18). Sie sind definiert als die Verbindung zwischen zwei Bezugspunkten (z.B. Spina-Ebene zwischen Spa und Spp).

Wesentliche Bezugsebenen der Fernröntgenseitenanalyse im Röntgenbild zeigt Abbildung 4.17.

Tab. 4.6: Bezugsebenen der Fernröntgenseitenanalyse

Linie	Definition
SeN	vordere Schädelbasis nach A.M. Schwarz
SN (NSL)	vordere Schädelbasis, Nasion-Sella-Linie nach Broadbent
SBa	hintere Schädelbasis
SpP (NL)	Spina-Ebene, Nasallinie
MeGo (ML)	Unterkieferbasisebene, Mandibularplanum
OcP (vPOcP-hPOcP)	Okklusionsebene, Okklusalplanum
NA	Nasion-A-Punkt-Linie
NB	Nasion-B-Punkt-Linie
NPog	Nasion-Pogonion-Linie
NGo	Nasion-Gonion-Linie
SGn	Sella-Gnathion-Linie, Y-Achse
SGo	hintere Gesichtshöhe
NMe	vordere Gesichtshöhe
Ar-Go	Ramuslänge: Messstrecke zwischen Articulare und Gonion
Cond-Go	Ramuslänge: Messstrecke zwischen Condylion und Gonion
R1-R2	Ramusbreite: Messstrecke zwischen anteriorem und posteriorem Schnittpunkt mit dem Ramus auf Höhe der Okklusionsebene
vPOK-Spp	Oberkieferbasislänge
vPUK-Go	Unterkieferbasislänge
Po'-Or'	Frankfurter Horizontale: Horizontale zwischen Hautporion und Hautorbitale
EL	Ästhetik-Linie (esthetic line) nach Ricketts: Verbindungslinie vom Hautpogonion zur Nasenspitze
H-Linie	(Weichteil-)Holdaway-Linie: Verbindungslinie vom Hautpogonion zum Oberlippenpunkt
GH	Gesichtshorizontale nach Burstone: Horizontale, die durch das Nasion verläuft und zur Nasion-Sella-Linie um 7° im Uhrzeigersinn geneigt ist
GV	Gesichtsvertikale nach Burstone: verläuft senkrecht zur Gesichtshorizontale durch den Glabella-Punkt

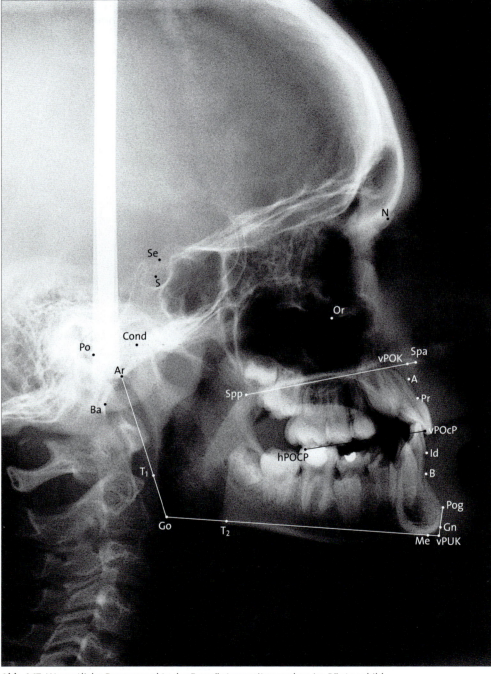

Abb. 4.17: Wesentliche Bezugspunkte der Fernröntgenseitenanalyse im Röntgenbild

4.3 Sagittale Parameter

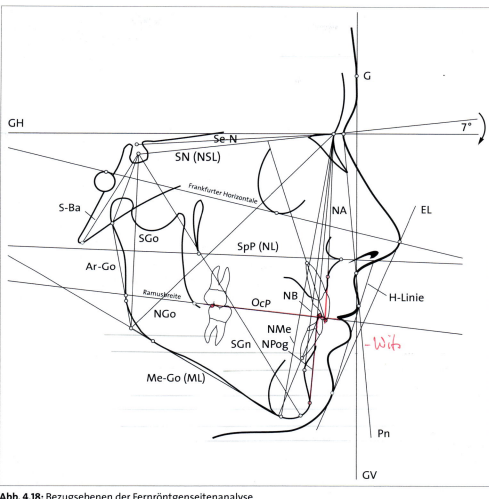

Abb. 4.18: Bezugsebenen der Fernröntgenseitenanalyse

4.3 Sagittale Parameter

Die sagittalen Beziehungen des Gesichtsschädelaufbaus werden vom Nasion-Punkt aus durch Winkelmessungen zu den vertikalen Bezugsebenen bestimmt. Die Messwerte zur Erfassung sagittaler Abweichungen werden mit so genannten klinischen „Normwerten" (klinische Richtwerte, „Durchschnittswerte" eines Referenzkollektivs) verglichen und beurteilt (Tab. 4.7, Abb. 4.19 bis 4.22).

Das WITS-Analyseverfahren nach Jacobsen dient der Beurteilung der intermaxillären Beziehungen (University of Witwatersrand; Tab. 4.8, Abb. 4.23). Die Okklusionsebene ist die einzige gemeinsame Bezugsebene für beide Zahnbögen. Es werden Lote vom A-Punkt und B-Punkt auf die Okklusionsebene (OcP) gefällt, so dass die Schnittpunkte AO und BO enstehen, deren Abstand vermessen wird.

Tab. 4.7: Sagittale Parameter der Fernröntgenseitenanalyse

Winkel	Definition	klinischer Richtwert
SNA	Lage des A-Punktes zur vorderen Schädelbasis, Ausdruck der basalen Lage des Oberkiefers zur Schädelbasis: bei zu kleinem Winkel befindet sich der Oberkiefer in einer posterioren (= kleiner 78° retrognathe anterior-posteriore Oberkieferlage), bei zu großem Winkel in einer anterioren (= über 84° prognathe anterior-posteriore Oberkieferlage) Lage in Relation zur Schädelbasis	82° (79°–85°)
SNB	Lage des B-Punktes zur vorderen Schädelbasis, Ausdruck der basalen Lage des Unterkiefers zur Schädelbasis: bei zu kleinem Winkel befindet sich der Unterkiefer in einer posterioren (= kleiner 77° retrognathe anterior-posteriore Unterkieferlage), bei zu großem Winkel in einer anterioren (= über 82° prognathe anterior-posteriore Unterkieferlage) Lage in Relation zur Schädelbasis	80° (77°–83°)
ANB	anteriore und posteriore sagittale Lagebeziehung zwischen A-Punkt und B-Punkt zur vorderen Schädelbasis: der ANB-Winkel wird positiv, wenn sich der A-Punkt vor der NB-Linie befindet, wenn NA- und NB-Linie sich überdecken, gleicht der ANB-Winkel Null, befindet sich der A-Punkt hinter der NB-Linie, wird der ANB-Winkel negativ	2° (0°–4°)
SN-Pog	anteriore und posteriore Lage des Unterkiefers, bei einer stark ausgeprägten Kinnprominenz ist die Differenz zwischen SNB- und SNPog-Winkel groß, Mittelwert: 76° im 6. Lj., 80° im 16. Lj.	80° (SNB + 2°)

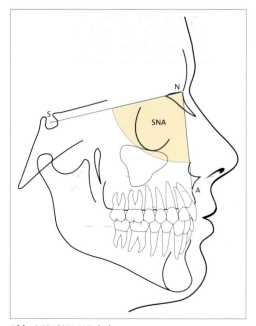

Abb. 4.19: SNA-Winkel

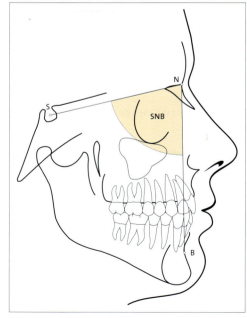

Abb. 4.20: SNB-Winkel

4.3 Sagittale Parameter

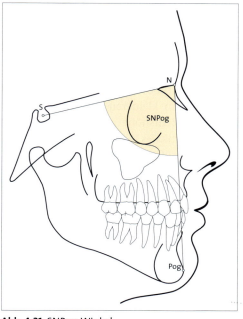

Abb. 4.21: SNPog-Winkel

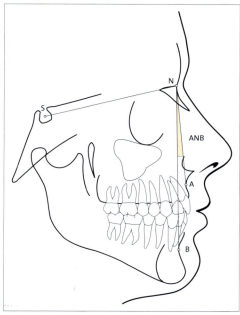

Abb. 4.22: ANB-Winkel

Tab. 4.8: Einteilung der dentalen Klasse in Abhängigkeit vom WITS [in 86]

Dentale Klasse	WITS-Wert
Klasse I – männlich	−1 bis 2 mm
Klasse I – weiblich	0 bis 2 mm
Klasse II	> 2 mm
Klasse III	< −1 mm

*kleiner Naso-Labial &
großer SNPog → Here*

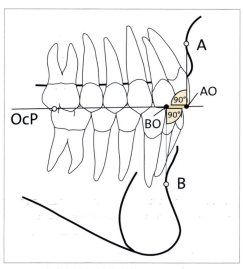

Abb. 4.23: WITS-Methode

4.4 Vertikale Parameter

Zur Beurteilung des Gesichtstyps dient neben der Klassifikation der sagittalen Kieferbasenrelation auch die Analyse der vertikalen Beziehungen (Tab. 4.9, Abb. 4.24 bis 4.29). Die Wachstumsrichtung des Unterkiefers in Relation zur vorderen Schädelbasis (S-N bzw. Se-N) und zum Oberkiefer (SpP bzw. NL) kann sehr unterschiedlich sein. Die okklusalen Verhältnisse werden dadurch entscheidend beeinflusst.

Das *Gesichtshöhenverhältnis* (FHR in %) ist das Verhältnis zwischen hinterer (S-Go) und vorderer Gesichtshöhe (N-Me). Der Durchschnittswert dieser Messung beträgt 62% bis 65% und beschreibt ein neutrales Wachstumsmuster (Abb. 4.30).

Bei einem kleineren Prozentsatz ist die hintere Gesichtshöhe relativ kürzer und es liegt ein vertikales Wachstumsmuster vor.

Ein vergrößerter Wert ist ein Hinweis auf ein horizontales Wachstumsmuster.

Tab. 4.9: Vertikale Parameter der Fernröntgenseitenanalyse

Winkel	Definition	klinischer Richtwert
N-S-Ba	Schädelbasisknickungswinkel: vergrößert retrognather Profiltyp, verkleinert prognather Profiltyp	130° (124°–136°)
NL-NSL	Oberkieferinklination, vergrößert posteriore Neigung des Oberkiefers (= Retroinklination), verkleinert anteriore Neigung des Oberkiefers (= Anteinklination)	8,5° (6,5°–10,5°)
ML-NSL	vergrößert posteriore Neigung des Unterkiefers (= Retroinklination), verkleinert anteriore Neigung des Unterkiefers (= Anteinklination)	32° (30°–34°)
ML-NL	Basiswinkel (Grundebenenwinkel nach A. M. Schwarz): vergrößert posteriore Neigung des Unterkiefers (= Retroinklination, vertikales Wachstumsmuster), verkleinert anteriore Neigung des Unterkiefers (= Anteinklination, horizontales Wachstumsmuster)	23,5° (20,5°–26,5°)
OcP-NL	oberer Okklusionswinkel: vergrößert posteriore Neigung des Oberkiefers (= Retroinklination), verkleinert anteriore Neigung des Oberkiefers (= Anteinklination)	11°
OcP-ML	unterer Okklusionswinkel: vergrößert vertikales Wachstumsmuster, verkleinert horizontales Wachstumsmuster	14°
Ar-Go-Me	Kieferwinkel (Goniontangentenwinkel): vergrößert vertikales Wachstumsmuster, verkleinert horizontales Wachstumsmuster	128° (121°–135°)
N-Go-Ar	oberer Gonionwinkel (Go1): vergrößert vertikales Wachstumsmuster, verkleinert horizontales Wachstumsmuster	52°–55°
N-Go-Me	unterer Gonionwinkel (Go2): vergrößert vertikales Wachstumsmuster, verkleinert horizontales Wachstumsmuster	72° (70°–75°)
SN-Gn	Y-Achsen-Winkel: vergrößert vertikale Wachstumstendenz (Unterkiefer befindet sich in posteriorer Lage), dolichofazialer Typ, verkleinert horizontales Wachstumsmuster (Unterkiefer befindet sich in anteriorer Lage), brachifazialer Typ	66°
Summe	Summenwinkel nach Björk: Summe aus NS-Ar-Winkel, S-Ar-Go-Winkel und Ar-Go-Me-Winkel	394° (± 6°)

4.4 Vertikale Parameter

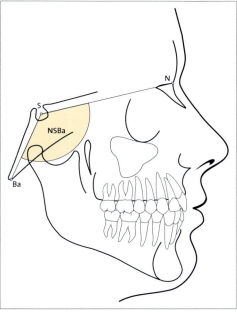

Abb. 4.24: NSBa-Winkel

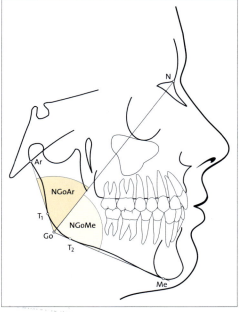

Abb. 4.25: NGoAr-Winkel und NGoMe-Winkel

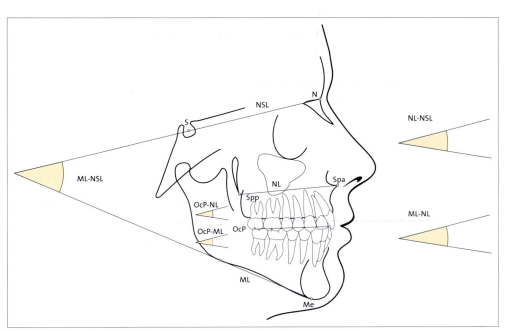

Abb. 4.26: Winkel ML-NSL, NL-NSL, ML-NL und OcP-NL, OcP-ML

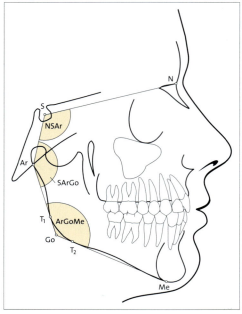

Abb. 4.27: Summenwinkel nach Björk: Summation der Winkel NSAr, SArGo und ArGoMe

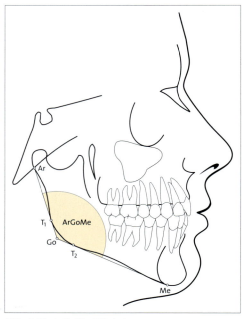

Abb. 4.28: ArGoMe-Winkel

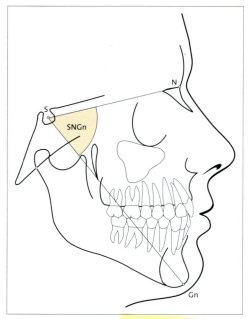

Abb. 4.29: SNGn-Winkel, y-Achsen-Winkel

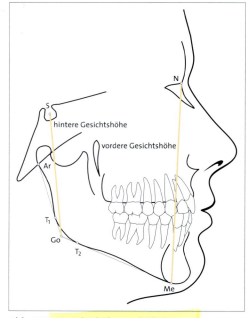

Abb. 4.30: Gesichtshöhenverhältnis

4.5 Profiltyp

Es sind drei Profiltypen unter Berücksichtigung der sagittalen Parameter SNA- und SNB-Winkel sowie der vertikalen Parameter NL-NSL-, NSBa- und ML-NSL-Winkel zu unterscheiden (Tab. 4.10). Nach der Lage dieser Werte zueinander erfolgt die Zuordnung zu einem der drei Profiltypen. Der Profiltyp kann harmonisch (Parameter nahezu auf einer vertikalen Achse und in einem Bereich liegend) oder disharmonisch sein (größere Lagedifferenzen der Parameter zueinander).

Tab. 4.10: Bestimmung des Profiltyps – Beispiele (modifiziert nach Hasund [48])

disharmonischer Gesichtsschädelaufbau | harmonisch orthognather Profiltyp | harmonisch prognather Profiltyp

SNA	74	75	76	77	78	79	80	81	82	83	84	85	86	87	88	89	90	SNA
NL-NSL	16,5	15,5	14,5	13,5	12,5	11,5	10,5	9,5	8,5	7,5	6,5	5,5	4,5	3,5	2,5	1,5	0,5	NL-NSL
NSBa	146	144	142	140	138	136	134	132	130	128	126	124	122	120	118	116	114	NSBa
ML-NSL	48	46	44	42	40	38	36	34	32	30	28	26	25	24	23	22	21	ML-NSL
SNB	72	73	74	75	76	77	78	79	80	81	82	83	84	85	86	87	88	SNB

Retrognather Profiltyp | Orthognather Profiltyp | Prognather Profiltyp

4.6 Metrische Parameter

Die Bestimmung der Ober- und Unterkieferlänge sowie der Ramuslänge wird bei allen skelettalen Dysgnathien durchgeführt, um basale Abweichungen zu erkennen, die wichtige Befunde in Hinblick auf Ätiologie und Therapiemöglichkeiten darstellen (Tab. 4.11, Abb. 4.31).

Tab. 4.11: Metrische Parameter der Fernröntgenseitenanalyse

Länge	Definition	klinischer Richtwert
S-N	vordere Schädelbasislänge nach Broadbent: Messstrecke zwischen Sella-Mittelpunkt und Nasion	
Se-N	vordere Schädelbasislänge nach A. M. Schwarz: Messstrecke zwischen Sella-Eingang und Nasion	
OK-Länge	basale Oberkieferlänge: Messstrecke zwischen konstruiertem vorderem Bezugspunkt vPOK und hinterem Bezugspunkt Spp in mm. Die ideale Relation zwischen OK-Basislänge und UK-Basislänge beträgt 2 : 3	$OK - L\ddot{a}nge = \dfrac{SN \cdot 70}{100}$
UK-Länge	basale Unterkieferlänge: Messstrecke zwischen konstruiertem vorderem Bezugspunkt vPUK und hinterem Bezugspunkt Go in mm, der Sollwert der UK-Basislänge nach A. M. Schwarz ist in Relation zur vorderen Schädelbasis 3 mm größer als SN	$UK - L\ddot{a}nge = \dfrac{SN \cdot 21}{20}$
R_1-R_2	Ramusbreite: Die Ramusbreite wird auf der Höhe der Okklusalebene gemessen (Schnittpunkte der verlängerten OcP mit dem vorderen Rand R_2 und hinteren Rand R_1 des aufsteigenden Unterkieferastes)	
Ar-Go	Ramuslänge: Messstrecke zwischen Articulare und Gonion, die ideale Längenrelation zwischen Ramus ascendens und Unterkieferbasislänge beträgt 5 : 7, die Ramuslänge ist beim horizontalen Wachstumstyp länger als beim vertikalen Wachstumstyp	

4.6 Metrische Parameter

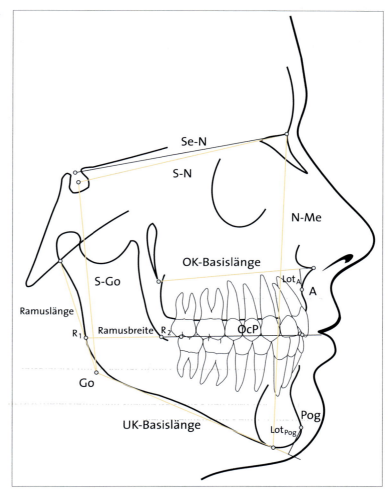

Abb. 4.31: Metrische Parameter der Fernröntgenseitenanalyse

4.7 Dentale Parameter

Aus der Beurteilung von Schneidezahnachsenstellung (Inklination der Inzisivi) und Distanzmessung zu einer vertikalen Referenzlinie (z.B.: NA, NB, NPog, Position der Inzisivi) resultiert die therapeutisch erforderliche Zahnbewegung (Tab. 4.12, Abb. 4.32 bis 4.35).

Tab. 4.12: Dentale Parameter der Fernröntgenseitenanalyse

Messung	Definition	klinischer Richtwert
1-NSL	Inklination: Inklination des anteriorsten oberen Inzisivus zur vorderen Schädelbasis, vergrößert Protrusion (Anteinklination), verkleinert Retrusion (Retroinklination)	102° (± 2°)
1̄-ML	Inklination: Inklination des anteriorsten unteren Inzisivus zum Mandibularplanum, vergrößert Protrusion (Anteinklination), verkleinert Retrusion (Retroinklination)	90° (± 3°)
ii-Winkel	Interinzisalwinkel: verkleinert Retrusion (Retroinklination) der Frontzähne, vergrößert Protrusion (Anteinklination)	130°–135°
1-NA [°]	Inklination: Inklination des anteriorsten oberen Inzisivus zur NA-Linie: verkleinert Retrusion (Retroinklination), vergrößert Protrusion (Anteinklination)	22°
1-NA [mm]	Position: Sagittale Position des anteriorsten oberen Inzisivus zur NA-Linie: verkleinert Retroposition, vergrößert Anteposition	4 mm (± 2 mm)
1̄-NB [°]	Inklination: Inklination des anteriorsten unteren Inzisivus zur NB-Linie: verkleinert Retrusion (Retroinklination), vergrößert Protrusion (Anteinklination)	25°
1̄-NB [mm]	Position: sagittale Position des anteriorsten unteren Inzisivus zur NB-Linie: verkleinert Retroposition, vergrößert Anteposition	4 mm (± 2 mm)

4.7 Dentale Parameter

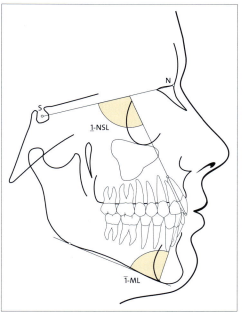

Abb. 4.32: Schneidezahn-Achsen-Winkel

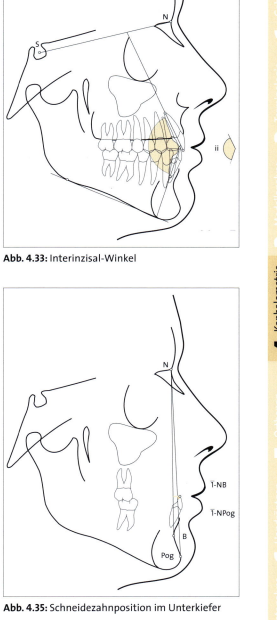

Abb. 4.33: Interinzisal-Winkel

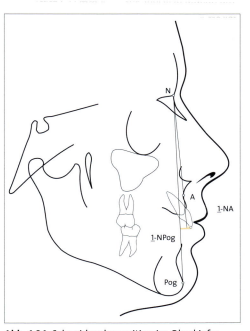

Abb. 4.34: Schneidezahnposition im Oberkiefer

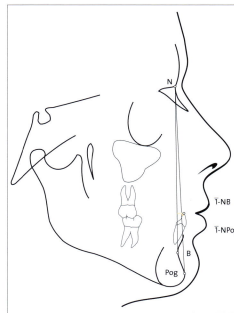

Abb. 4.35: Schneidezahnposition im Unterkiefer

4.8 Position der Unterkieferschneidezähne

Die Position der unteren Schneidezähne ist ein Schlüsselfaktor für die Erstellung der Therapieziele. In Bezug auf eine funktionell stabile Okklusion müssen die Schneidezähne in einem entsprechenden Verhältnis zur apikalen Basis des Unterkieferknochens stehen.

Neben der Vielzahl bestehender kephalometrischer Methoden zur Bestimmung der idealen Stellung der Unterkieferschneidezähne sind die Analysen von Tweed [119–121], Steiner [111–113], Ricketts]91] und Holdaway [60] am bekanntesten.

4.8.1 Tweed-Formel

Tweed [119–121] erkannte als erster die Bedeutung der unteren Schneidezähne als Schlüsselfaktor der Okklusion und hinsichtlich der dentofazialen Ästhetik. Nach kephalometrischen Untersuchungen schlussfolgerte er, dass die Achsenstellung des Unterkieferschneidezahnes einen Winkel von 90° (±5°) mit der Mandibularebene nach Downs (IMPA-Winkel) bilden muss. Diese Normabweichung ist abhängig von dem Winkel zwischen Mandibularebene und Frankfurter Horizontale (FMPA-Winkel), dessen Normwert 24° beträgt. Dieser Winkel ist Ausdruck des Wachstumsmusters des Unterkiefers.

Der Winkel zwischen Schneidezahnachse und Frankfurter Horizontale (FMIA-Winkel) stellt mit einem Normwert von 65°–66° ein Maß für die dentofaziale Harmonie dar.

Die drei Winkel dieses Dreieckes bilden etwa die 180° eines Dreieckes (diagnostisches Dreieck nach Tweed) und sind das diagnostische Maß für die Inklination des Unterkieferschneidezahnes (Abb. 4.36).

4.8.2 Steiner-Formel

In der Steiner'schen Analyse [111–113] wird der Position des unteren Schneidezahnes mehr Bedeutung beigemessen als der Achsenstellung. Unter Benutzung der NB-Linie wird der Abstand vom labialsten Punkt der Krone ermittelt. Der Normwert beträgt 4 mm und variiert mit dem Ausprägungsgrad des knöchernen Kinns. Der Normwert für die Inklination des unteren Schneidezahnes beträgt nach Steiner 25° in Bezug auf die NB-Linie (Abb. 4.37).

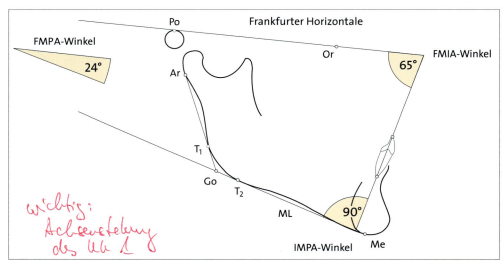

Abb. 4.36: Diagnostisches Dreieck nach Tweed [119–121]

4.8 Position der Unterkieferschneidezähne

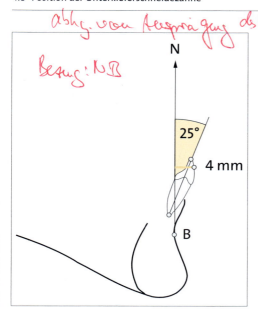

Abb. 4.37: Position der Schneidezähne im Unterkiefer nach Steiner [111–113]

4.8.3 Ricketts-Formel

Ricketts [91] bezieht die Position des unteren Schneidezahnes auf den Oberkiefer. Hierfür wird die APo-Ebene nach Downs definiert (Abb. 4.38).

Die Variabilität der Normalposition der unteren Schneidezähne ist nach Angaben von Ricketts groß.

Für die klinische Anwendung empfiehlt Ricketts eine Schneidezahnposition von +1 mm, bei einer interindividuellen Abweichung von –2 mm bis +3 mm.

In späteren Untersuchungen gibt Ricketts als Idealposition bei Erwachsenen mit Normalokklusion eine Schneidezahnposition von +2,5 mm bei einer Variabilität von –1 mm bis +6 mm an.

4.8.4 Holdaway-Formel

Als besonderes ästhetisches Ziel hebt Holdaway [60] das Verhältnis hervor, das zwischen der Position des unteren Schneidezahnes und dem knöchernen Kinn besteht (Abb. 4.39 und 4.40).

Nach Holdaway beträgt das Verhältnis der Abstände des labialsten Punktes der Krone und vom knöchernen Pogonion zur NB-Linie 1:1. Abweichungen von diesem Verhältnis stellen einen gewissen Grad von Zahnfehlstellung dar und können nach ästhetischem Empfinden erwünscht oder unerwünscht sein.

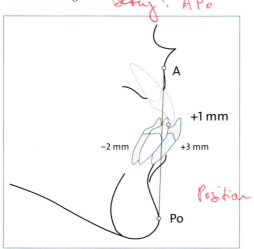

Abb. 4.38: Position der Schneidezähne im Unterkiefer nach Ricketts [91]

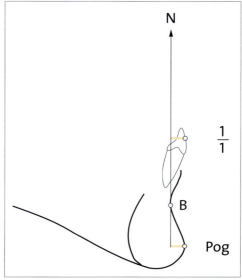

Abb. 4.39: Position der Schneidezähne im Unterkiefer nach Holdaway [60]

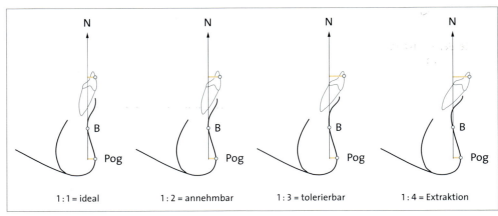

Abb. 4.40: Die Holdaway-Regel und ihre therapeutischen Aussagen [60]

4.9 Ausgewählte kephalometrische Analysen

4.9.1 Einführung

Aufgrund der Vielzahl verwendeter kephalometrischer Analysen wird sich im Folgenden auf sehr verbreitete und bekannte Methoden beschränkt. Viele Analysen benutzen gleiche oder nur von der Bezeichnung variierende Messpunkte, Strecken und Winkel. Die der Analyse eigenen und spezifischen Parameter werden herausgestellt.

Tab. 4.13: Kephalometrische Parameter der Analyse nach Steiner [111–113]

Parameter	„klinische Norm"
Winkel SNA	82° [±2°]
Winkel SNB	80° [±2°]
Winkel ANB	2°
Winkel SND (D = Symphysenmittelpunkt)	76°
Abstand 1 von NA	4mm
Winkel der Achse 1 mit NA	22°
Winkel der Achse 1 mit SN	103°
Abstand 1̄ von N-B	4mm
Winkel der Achse 1̄ mit NB	25°
Abstand Pog von NB	in mm
Holdaway-Verhältnis: Differenz 1̄-NB und Pog-NB	1:1
Interinzisalwinkel	131°
Winkel der Okklusionsebene OcP mit S-N	14°
Winkel der Mandibularebene Go-Gn mit S-N	32°
SL (L = Lotpunkt der Senkrechte von Po auf S-N)	51mm
SE (E = Lotpunkt der Senkrechte vom distalsten Kondyluspunkt auf S-N)	22mm

4.9.2 Analyse nach Steiner

Für die Fernröntgenseitenanalyse nach Steiner [111–113] sind verhältnismäßig wenige Bezugspunkte erforderlich (Tab. 4.13). So verzichtet die Steiner'sche Analyse auf die Frankfurter Horizontale und die Spina-Ebene. Die Analyse ist einfach durchführbar und international – vor allem in den USA – weit verbreitet.

Nach dem Steiner-Normprofil berührt die Tangente von der Nasenspitze zum Weichteilkinn Ober- und Unterlippe. Die Linie APo ist im Idealfall die Verlängerung der NA-Linie.

Der C-Punkt ist ein Referenzpunkt für Vergleichsmessungen und Überlagerungen von Fernröntgenseitenbilder. Er dient zur Beurteilung des Unterkieferwachstums während der Behandlung (z.B. Strecken C-Go und C-Gn).

Der E-Punkt und die sich ergebende Strecke SE bezeichnen die mesiodistale Lage des Gelenkkopfes vor und während der Behandlung. Der L-Punkt verkürzt die Strecke SN in eine anteriore Strecke SL und in eine posteriore Strecke SE. Die Messstrecken SL und SE sind für die Beurteilung der Lageveränderung und die tatsächliche Größe des basalen Unterkiefers geeignet (Abb. 4.41).

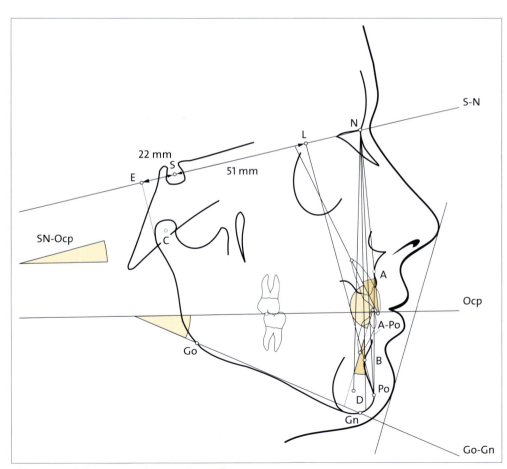

Abb. 4.41: Kephalometrie nach Steiner [111–113]

4.9.3 Individuelle Einstellung der Schneidezähne nach Steiner

Steiner benutzt zur Beschreibung der Schneidezahnstellung fließende Normen und verwendet als Referenzwert sowohl für die Stellung als auch für die Position der Schneidezähne den ANB-Winkel. Für ein bestimmtes Intervall des ANB-Winkels werden Werte für die Stellung von 1̲-NA und 1̄-NB (in Grad und in Millimetern) angegeben. Nach dem Schema ergibt sich für jede Änderung des ANB-Winkels um 1° auch eine Änderung von 1̲-NA um 1 mm bzw. 1° und entsprechend für 1̄-NB um 0,25 mm bzw. 1° (Tab. 4.14, Abb. 4.42).

Tab. 4.14: Individualisierte Sollwerte der Schneidezahnstellung in Abhängigkeit vom ANB-Winkel nach Steiner

ANB	−5	−4	−3	−2	−1	0	1	2	3	4	5	6	7	8	9
1̲-NA [mm]	11	10	9	8	7	6	5	4	3	2	1	0	−1	−2	−3
1̄-NB [mm]	2,25	2,5	2,75	3	3,25	3,5	3,75	4	4,25	4,5	4,75	5	5,25	5,5	5,75

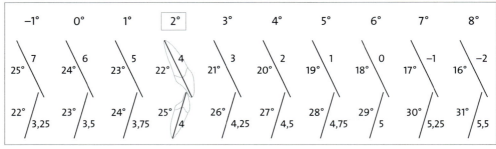

Abb. 4.42: Schematische Darstellung der individuellen Schneidezahnstellung von Inklination und Position

4.9.4 Analyse nach A.M. Schwarz

A. M. Schwarz [101–104] modifizierte die SN-Linie nach Broadbent [24, 25] insofern, dass eine Verbindungslinie vom Eingang der Sella zum Nasion gezogen wird. Die Analyse liefert Aussagen über das Sollprofil des Patienten. In einem Normprofil nach A. M. Schwarz verläuft die N-Se-Linie parallel zur Frankfurter Horizontalen. Aus der Neigung und Lage der Spina-Ebene ergibt sich eine Ante- bzw. Retroinklination der Oberkieferbasis oder Parallelverschiebung, die sich in einer Ante- bzw. Retroposition der Maxilla ausdrückt.

Die Röntgendiagnostik beschreibt die typischen Merkmale eines Vorgesichts, des Biometgesichts (Mittelwert-Durchschnittsgesicht) und eines Rückgesichts (Tab. 4.15, Abb. 4.43 und 4.44).

Tab. 4.15: Kephalometrische Parameter der Analyse nach A. M. Schwarz [101–104]

Parameter Kraniometrie	„klinische Norm"
Se-N Strecke Sella-Eingang und Nasion	in mm
F-Winkel zwischen Se-N-A (Fazialwinkel)	85°
H-Winkel zwischen H-Linie und Pn	90°
I-Winkel zwischen SpP und Pn (Inklinationswinkel)	Norminklination = 85° Anteinklination > 85° Retroinklination < 85°
T-Winkel zwischen Linie SN-Pog und Pn (Profilwinkel)	10°
Parameter Gnathometrie	**„klinische Norm"**
B-Winkel zwischen SpP und MP (Grundebenenwinkel)	20° (± 5°)
Gonionwinkel zwischen den Tangenten MT1 und MT2	130° (± 10°)
Unterkieferlänge	Se-N + 3 mm
Oberkieferlänge Spa-Spp	$2/3$ UK-Länge
Unterkieferasthöhe Ast : UK = 5 : 7	5 : 7
Höhe des Alveolarfortsatzes gemessen von der Oberkieferbasis zur Okklusionsebene	Höhe regio M6 : Höhe regio 1 = 4 : 6
$\underline{1}$-SpP Winkel zwischen Achse $\underline{1}$ und Spinaebene	70° (± 5°)
$\overline{1}$-MP: Winkel zwischen Achse $\overline{1}$ und Unterkiefergrundebene	85° (± 5°)
ii-Winkel (Interinzisalwinkel)	140°
MM-Winkel: Maxilla-Mandibula-Winkel zwischen verlängerter Linie AB und Spinaebene	90°

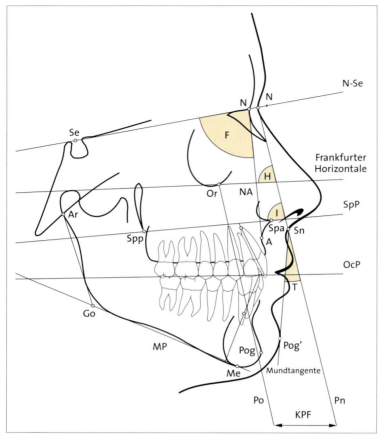

Abb. 4.43: Kephalometrie nach A.M. Schwarz – Kraniometrie

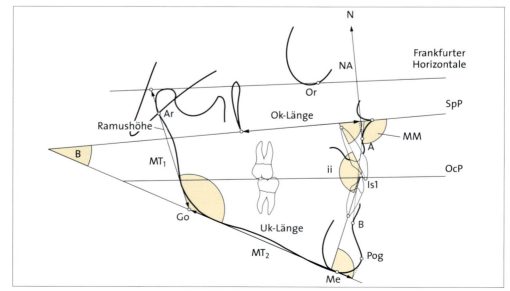

Abb. 4.44: Kephalometrie nach A. M. Schwarz – Gnathometrie

4.9.5 Analyse nach Segner und Hasund

Die Hasund-Analyse [47, 48] unterscheidet sich von vielen anderen kephalometrischen Analysen dadurch, dass sie der Individualität des Patienten einen besonderen Stellenwert einräumt. Sie nutzt für die skelettalen Messungen SNA, SNB, NL-NSL, ML-NSL und NSBa individualisierte Normwerte. Zwischen den Werten der multinormativen Skalen stellt diese Analyse korrelative Zusammenhänge heraus und beschreibt die korrelierenden Werte im Sinne korrespondierender Normwerte. In Bezug auf die korrespondierenden Normwerte unterscheidet diese Analyse drei skelettale Konstellationen, welche per definitionem drei Gesichtstypen (retrognath, orthognath, prognath) charakterisieren.

Diese Zuordnung der kephalometrischen Messwerte erfolgt nach ihrer Korrelation im eugnathen Gebiss. Bei Vorliegen harmonischer skelettaler Beziehungen ist dieses Nomogramm auch als *Harmoniebox* bekannt (Tab. 4.16, Abb. 4.45 bis 4.47).

Der in der Analyse verwendete Weichteilwinkel nach Holdaway (H-Winkel) beschreibt die Neigung der H-Linie zur NB-Linie und ist Ausdruck der Relation von

Tab. 4.16: Kephalometrische Parameter der Analyse nach Segner und Hasund [105]

Parameter	„klinische Norm"
Winkel SNA	82° (79°–85°)
Winkel SNB	80° (77°–83°)
Winkel ANB	2° mesial ANB < 0° neutral ANB 0°–4° distal ANB > 4°
SNPg	81°
NSBa	131,7°
Gn-tgo-Ar (Kieferwinkel)	121,8°
ML-NSL	28°
NL-NSL	8,1°
ML-NL	19,8°
Holdaway-Winkel	9,2°
Nasolabialwinkel (H-Winkel)	109,8°
Interinzisalwinkel $\underline{1}$-$\overline{1}$	132,9°
$\underline{1}$-NA (Grad)	20,9°
$\overline{1}$-NB (Grad)	24,1°
$\underline{1}$-NA (mm)	3,7 mm
$\overline{1}$-NB (mm)	3,8 mm
PgNB (mm)	2,3 mm
Index (N-Sp'/Sp'-Gn)	80,1%

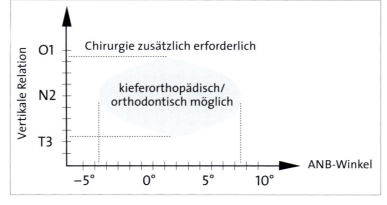

Abb. 4.45: Abgrenzung zwischen kieferorthopädisch/orthodontisch und kombiniert kieferorthopädisch-kieferchirurgisch zu behandelnden Fällen in Abhängigkeit von der sagittalen und vertikalen basalen Relation

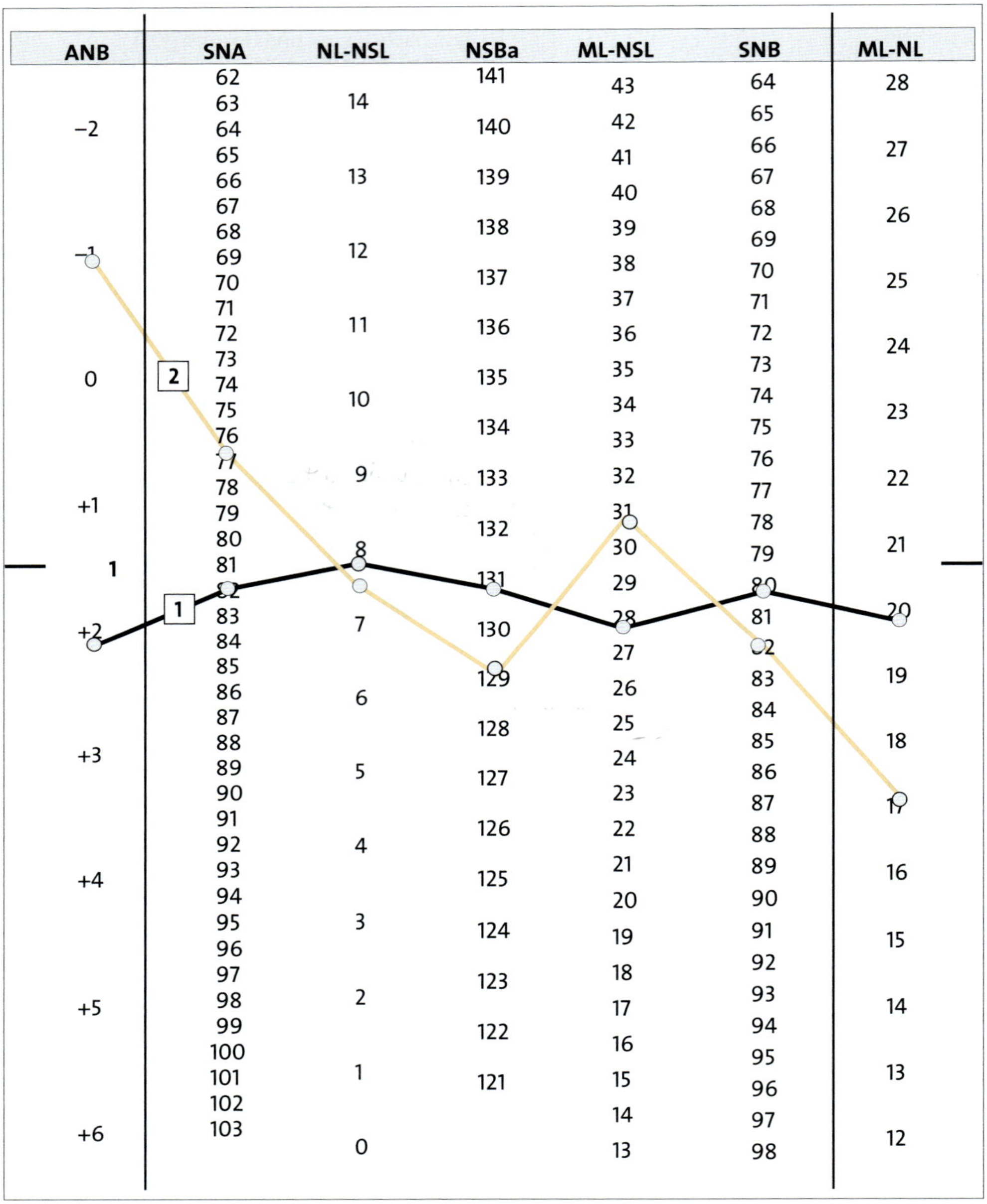

ANB	SNA	NL-NSL	NSBa	ML-NSL	SNB	ML-NL
	62		141	43	64	28
	63	14		42	65	
−2	64		140		66	27
	65			41	67	
	66	13	139		68	
	67			40	69	26
	68		138	39	70	
−1	69	12		38	71	25
	70		137	37	72	
	71	11	136	36	73	24
	72			35	74	
0	73	10	135	34	75	23
	74		134	33	76	
	75			32	77	22
	76	9	133	31	78	
	77		132	30	79	21
+1	78	8	131	29	80	
	79			28	81	20
	80	7	130	27	82	
+2	81		129	26	83	19
	82	6	128	25	84	
	83			24	85	18
	84	5	127	23	86	
+3	85		126	22	87	17
	86	4	125	21	88	
	87			20	89	16
	88	3	124	19	90	
+4	89		123	18	91	15
	90	2	122	17	92	
	91			16	93	14
	92	1	121	15	94	
+5	93			14	95	13
	94	0		13	96	
	95				97	12
	96				98	
+6						

Abb. 4.46: Harmoniebox (Normogramm) nach Hasund: Kombination von harmonischen Werten für die skelettalen Variablen in der Sagittalen (SNA, SNB, ANB) und in der Vertikalen (NL-NSL, NSBa, ML-NSL, ML-NL). Kurve 1 stellt einen harmonischen Gesichtstyp, Kurve 2 einen disharmonischen Gesichtstyp dar.

4.9 Ausgewählte kephalometrische Analysen

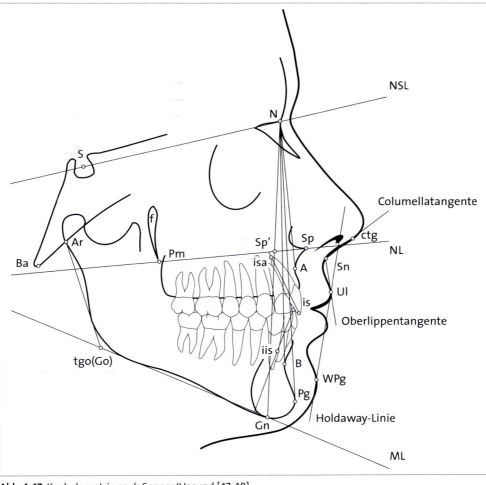

Abb. 4.47: Kephalometrie nach Segner/Hasund [47, 48]

Weichteilprofil und Hartgewebsprofil (ästhetisches Erscheinungsbild des Patienten).

Der Nasolabialwinkel gibt die Relation der Oberlippe (Ul) zur Nase an und dient ebenfalls der Beurteilung des Profils (Abb. 4.48).

Der *Index* der vorderen Gesichtshöhe (Quotient N-Sp'/Sp'-Gn) drückt die Beziehung zwischen der mittleren und unteren Teilhöhe des Gesichts aus (Abb. 4.49). Der Index hat seine Bedeutung vor allem bei der Beurteilung der vertikalen Relation, z. B. bei offenem und tiefem Biss. Entsprechend der sagittalen Basenrelation erfolgt nach Hasund eine Klassifikation in drei Gruppen (Tab. 4.17).

Tab. 4.17: Klassifikation des Indizis der vorderen Gesichtshöhe

O	Index < 71%
N	71% ≤ Index ≤ 89%
T	Index > 89%

Etwa zwei Drittel der Patienten fallen in die Kategorie „N", die übrigen verteilen sich auf die Gruppen „O" und „T".

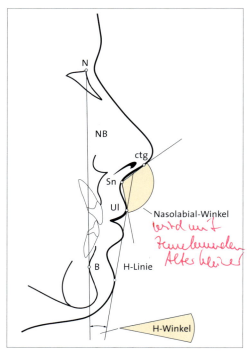

Abb. 4.48: Nasolabialwinkel und Weichteilwinkel nach Holdaway

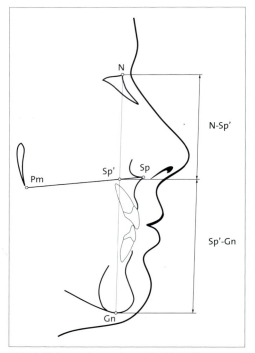

Abb. 4.49: Index der vorderen Gesichtshöhe

4.9.6 Analyse nach Ricketts

Die von Ricketts [91] ursprünglich entwickelte Analyse umfasst ein System von fünf Messungen, um instruktive Informationen über Gesichtsform und Kieferbeziehungen zu erhalten (Fazialwinkel, Y-Achse, Weichteilprofil, Relation oberer und unterer Schneidezähne zur APo-Ebene, Ästhetikebene). Später sind von ihm weitaus umfangreichere Analysemethoden entwickelt worden, die mehrere hundert Messdaten liefern.

Die wichtigsten kephalometrischen Messwerte fasst Ricketts in der 11-Faktoren-Analyse zusammen [91]. Sie wird in vier Abschnitte unterteilt:
1. die Festlegung des Kinns im Raum,
2. die Lokalisation des Oberkiefers durch die Konvexität des Gesichts,
3. die Lokalisation der Zahnbögen im Gesicht,
4. die Beurteilung des Weichteilprofils.

Ricketts unterscheidet drei grundlegende Gesichtstypen (mesiofazial mit neutralem Wachstumsmuster, brachyfazial mit horizontalem Wachstumsmuster, dolichofazial mit vertikalem Wachstumsmuster).

Der Fazialachsenwinkel bestimmt die Richtung des Wachstums des knöchernen Kinns und drückt das Verhältnis der Gesichtshöhe zur Gesichtstiefe aus. Der Fazialwinkel lokalisiert das Kinn in horizontaler Richtung. Der Unterkieferebenenwinkel determiniert, ob die Anomalie durch die skelettale Klasse des Unterkiefers (großer Winkel) oder aufgrund der Unterkieferstruktur (kleiner Winkel) bedingt ist (Tab. 4.18, Abb. 4.50 bis 4.54).

Die untere Gesichtshöhe beschreibt die Divergenz der Mundhöhle (großer Winkel skelettal offener Biss, kleiner Winkel skelettal tiefer Biss). Der Unterkieferbogenwinkel beschreibt die Rotation des Unterkiefers nach weitgehend anterior oder weitgehend posterior.

4.9 Ausgewählte kephalometrische Analysen

Das VTO (Visual Treatment Objectives), von Holdaway entwickelt und von Ricketts modifiziert, beschreibt die skelettale Struktur eines Patienten durch Annahme bestimmter Wachstumsveränderungen anhand der Bezugsebenen und Winkel im Voraus oder durch Einflussnahme kieferorthopädischer und/oder orthodontischer Maßnahmen zeichnerisch oder durch eine Computeranalyse.

Tab. 4.18: 11-Faktoren-Analyse nach Ricketts [91]

Kinn im Raum	„Normwert"	Veränderung
1. Fazialachse	90° ± 3°	keine Veränderung mit dem Alter
2. Gesichtstiefe	87° ± 3°	Veränderung = +1° in 3 Jahren
3. Unterkieferebene	26° ± 4°	Veränderung = +1° in 3 Jahren
4. Konuswinkel	68° ± 3,5°	keine Veränderung mit dem Alter
5. untere Gesichtshöhe	47° ± 4°	keine Veränderung mit dem Alter
6. Unterkieferbogen	26° ± 4°	der UK-Bogen schließt sich um 0,5° pro Jahr, dabei vergrößert sich der Winkel selbst um 0,5° pro Jahr
Konvexität des Gesichts		
7. Konvexität des A-Punktes	2 mm ± 2	Veränderung = –1 mm in 3 Jahren
Zähne und Zahnbogen		
8. unterer Inzisivus zu APo	+1 mm ± 2	keine Veränderung mit dem Alter
9. Neigung des unteren Inzisivus	22° ± 4°	keine Veränderung mit dem Alter
10. Stand des oberen 6-Jahrmolaren zur Pterygoid-Senkrechten	3 mm ± 2	Veränderung = 1 mm pro Jahr Klasse I –3mm Klasse II > 0mm Klasse III < –6mm
Profil		
11. Abstand der Unterlippe zur Ästhetiklinie	–2 mm ± 2	wird mit fortschreitendem Alter immer flacher

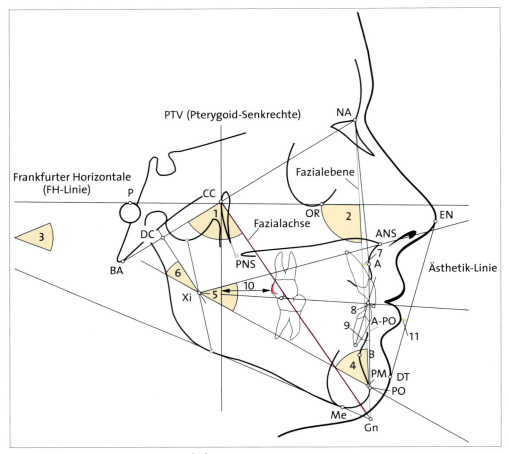

Abb. 4.50: Kephalometrie nach Ricketts [91]

4.9.7 Analyse nach Jarabak

Die Analyse nach Jarabak [62] ist eine zweiteilige skelettal-dentale Fernröntgenanalyse, basierend auf den Analysen nach Broadbent, Björk, Downs, Steiner, Ricketts, Sassouni und Wylie [115].

Jarabak definiert den A-Punkt 2 mm mesialwärts von der Wurzelspitze des oberen Schneidezahnes, so dass der ANB-Winkel nicht wie in vielen anderen Analysen eine Differenz von 2° bis 4°, sondern 0° aufweist (Tab. 4.19).

Vertikales Wachstum (Unterkieferrotation nach posterior, retrognathes Profil) findet man nach Jarabak bei einem großen Summenwinkel und einem Gesichtshöhenverhältnis von 56% bis 62%. Der Gonionwinkel wird in einen oberen und unteren Gonionwinkel unterteilt. Die Verkleinerung des unteren Winkels ist typisch für horizontales Wachstum. Beim vertikalen Wachstumsmuster kann nach Jarabak der obere Inzisivus 2 bis 6 mm vor der Fazialebene (N-Po oder N-Pog) stehen. Beim horizontalen und beim Durchschnittstyp ist die Position zur Fazialebene mit 1 mm stabil. Horizontales Wachstum ergibt sich aus einem kleinen Summenwinkel und einem Gesichtshöhenverhältnis größer 65% (Abb. 4.55 und 4.56, Tab. 4.20).

In Jarabaks kephalometrischer Analyse wird eine Unterkieferrotation nach posterior

4.9 Ausgewählte kephalometrische Analysen

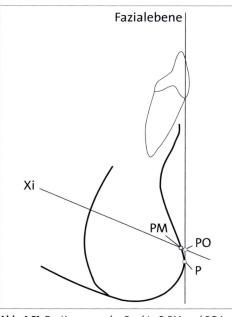

Abb. 4.51: Bestimmung der Punkte P, PM und PO in der Ricketts-Analyse: Der Punkt P ist der Berührungspunkt der Symphyse mit der Fazialebene. Der Punkt PM (Protuberantia menti oder Suprapogonion) ist der Punkt am Übergang der Symphysenkonvexität in die Symphysenkonkavität. Der Punkt PO ist der Schnittpunkt der Fazialebene mit der Unterkieferkörperachse Xi-PM.

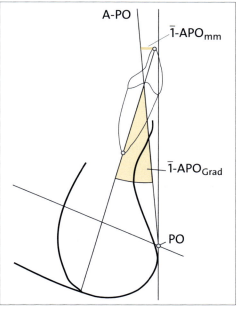

Abb. 4.52: Konvexität des A-Punktes und Inklination des unteren Inzisivus nach Ricketts

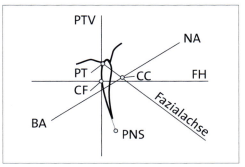

Abb. 4.53: Bestimmung der Punkte PT, CF und CC in der Ricketts-Analyse: Der Punkt CF beschreibt den Schnittpunkt der Frankfurter Horizontalen (FH) mit der Pterygoid-Senkrechten (PTV = Pterygoid Vertical, Senkrechte durch den distalsten Punkt der Fossa pterygopalatina). Der Punkt PT beschreibt die Verbindung von der Fossa pterygopalatina mit dem Foramen rotundum. Der Punkt CC ist der Schnittpunkt der Linie NA-BA (Nasion-Basion) mit der Fazialachse.

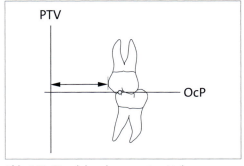

Abb. 4.54: Stand des oberen ersten Molaren zur Pterygoidsenkrechten (PTV)

Tab. 4.19: Kephalometrische Parameter der Analyse nach Jarabak [62]

Skelettale Parameter	„klinische Norm"
Sattelwinkel N-S-Ar	123° (± 5°)
Gelenkwinkel S-Ar-Go	143° (± 6°)
Kieferwinkel Ar-Go-Me	130° (± 7°)
Summenwinkel (SNAr-SArGo-ArGoMe)	396° (± 5°)
vordere Schädelbasislänge SN	71 mm (± 3°)
hintere Schädelbasislänge S-Ar	32 mm (± 3°)
oberer Kieferwinkel N-Go-Ar	52°–55°
unterer Kieferwinkel N-Go-Me	70°–75°
Ramushöhe Ar-Go	44 mm (± 5)
Körperlänge Go-Me	71 mm (± 5)
Mandibularkörper: vordere Schädelbasis	1:1
Winkel SNA	80°
Winkel SNB	78°
Winkel ANB	2°
Winkel SNGoMe	36°
Gesichtstiefe N-Go	... mm
Gesichtslänge S-Me	... mm
hintere Gesichtshöhe S-Go	... mm
vordere Gesichtshöhe N-Me	... mm
Gesichtshöhenverhältnis S-Go/N-Me	62°–65°
Gesichtskonvexität N-A-Pog	175°
Dentale Parameter	**„klinische Norm"**
GoGn-Occ.Pl.	14°
Dentale Konvexität (= Interinzisalwinkel)	135°
Achsenwinkel $\overline{1}$ zur Mandibularebene	90° (± 3°)
Abstand $\overline{1}$ von Mandibularebene	... mm
Achsenwinkel $\underline{1}$ auf vordere Schädelbasis	102° (± 2°)
Abstand $\underline{1}$ von der Gesichtsebene N-Pog	5 mm (± 2)
Abstand $\overline{1}$ von der Gesichtsebene N-Pog	2 mm (± 2)
Abstand der Oberlippe von der Ästhetik-Linie (Ricketts)	−1 bis −4 mm
Abstand der Unterlippe von der Ästhetik-Linie (Ricketts)	0 bis +2 mm

4.9 Ausgewählte kephalometrische Analysen

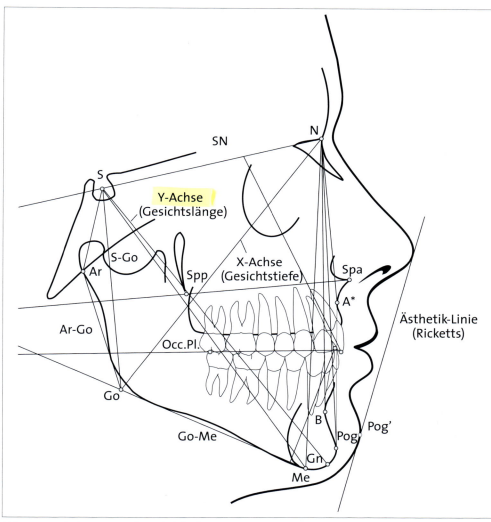

Abb. 4.55: Kephalometrie nach Jarabak [62]. * Besonders auffällig ist die Definition des A-Punktes: Nach Jarabak ist der A-Punkt als Punkt 2 mm mesialwärts von der Wurzelspitze des oberen Schneidezahnes definiert.

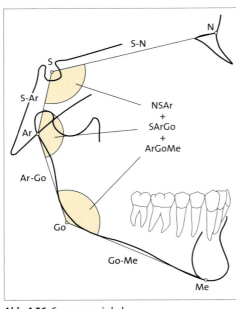

Abb. 4.56: Summenwinkel

als Wachstum im Uhrzeigersinn (clockwise rotation) und eine anteriore Unterkieferrotation als Wachstum entgegen dem Uhrzeigersinn (counter clockwise rotation) bezeichnet (Abb. 4.57).

4.9.8 Strukturelle Analyse und Wachstumsrichtung nach Björk und Skieller

Zur Bestimmung der Wachstumsprognose des Unterkiefers entwickelten Björk [15–21] und Skieller (Abb. 4.58 bis 4.61) eine strukturelle Methode der Unterkieferdarstellung im Fernröntgenseitenbild [15, 16]. Hierzu werden die charakteristischen Strukturen des Unterkiefers (Kondylenform, Neigung des Mandibularkanals, Unterrand der Mandibula – incisura praemasseterica/Breite der Sym-

Tab. 4.20: Einteilung der Wachstumstypen nach Jarabak [62]

	„klinische Norm"
Wachstum im Uhrzeigersinn = clockwise rotation vertikales Wachstum, Rotation des Gesichtsschädels nach posterior, retrognathes Profil	
Sattelwinkel N-S-Ar	> 122°
Gelenkwinkel S-Ar-Go	> 142°
oberer Kieferwinkel N-Go-Ar	< 50°
unterer Kieferwinkel N-Go-Me	> 75°
Gesichtshöhenverhältnis	> 58%
Wachstum gegen Uhrzeigersinn = counter clockwise horizontales Wachstum, Rotation des Gesichtsschädels nach anterior, prognathes Profil	
unterer Kieferwinkel N-Go-Me	< 70°
Gesichtshöhenverhältnis	> 63%
Wachstum neutral	
oberer Kieferwinkel N-Go-Ar	50°
Mandibulalänge kleiner als vordere Schädelbasislänge	
Summenwinkel	396°
Gesichtshöhenverhältnis	60% (± 2°)

4.9 Ausgewählte kephalometrische Analysen

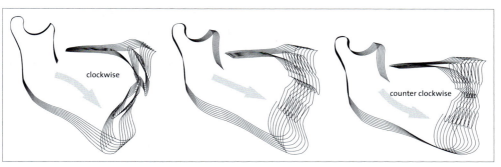

Abb. 4.57: Wachstumstypen nach Jarabak: clockwise, neutrales und counter clockwise Wachstum

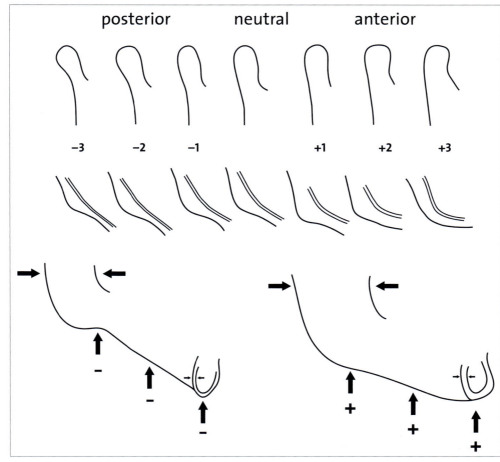

Abb. 4.58: Beurteilung der strukturellen Merkmale zur Analyse der Wachstumsrichtung nach Björk und Skieller. Die Pfeile markieren die zu analysierenden Strukturen [15–21].

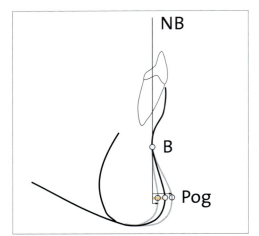

Abb. 4.59: Der Abstand Pog-NB in Millimetern beschreibt die Prominenz des knöchernen Kinns. Ein großer Wert spricht für eine Retroposition des Alveolarfortsatzes auf der Unterkieferbasis.

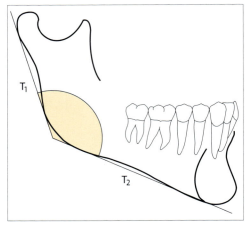

Abb. 4.61: Der Kieferwinkel beschreibt das Verhältnis des Ramus zum Corpus mandibulae und ist Ausdruck der Unterkieferform. Die Größe des Winkels wird von der Wachstumsrichtung des Kondylus beeinflusst, ein posteriores Wachstum wird von einem großen Kieferwinkel, ein anteriores Wachstum von einem kleinen Kieferwinkel begleitet.

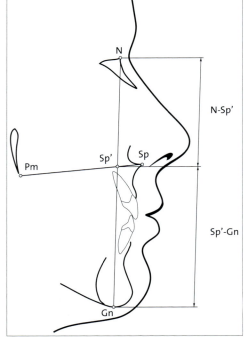

Abb. 4.60: Der Index (Quotient N-Sp'/Sp'-Gn) ist Ausdruck der Beziehung zwischen der mittleren und unteren Teilhöhe des Gesichts.

physenkompakta/Breite des Unterkieferrandes, Kinnprominenz, Index der anterioren Gesichtshöhe und Größe des Kieferwinkels) umzeichnet und die Merkmale für eine vertikale, neutrale bzw. horizontale Wachstumsrichtung zusammengefasst (Tab. 4.21). Diese Wachstumsanalyse anhand struktureller Merkmale kann wichtige Hinweise auf die tatsächliche Wachstumsentwicklung des Unterkiefers liefern.

Die ersten drei Strukturmerkmale (Kondylenform, Mandibularkanal, Unterrand der Mandibula) beurteilt man, indem sie mit dem Schema in Abbildung 4.58 verglichen werden. Die drei letzten Merkmale sind im Fernröntgenseitenbild zu ermitteln. Um eine Wachstumsprognose treffen zu können, werden zum einen alle Punkte zusammengerechnet, zum anderen nur die Punkte des ersten und letzten Merkmals. Der erste Wert erlaubt eine Aussage über die Rotationstendenz des Unterkiefers, der zweite über die zu erwartende Translationstendenz. Der durchschnittliche Wert beträgt +3. Summenwerte kleiner –6 sprechen für eine deutliche poste-

Tab. 4.21: Strukturelle Merkmale zur Wachstumsprognose

Strukturmerkmal	Bewertung der Rotation (Tendenz)					
1. Form der Kondylen	−3	−2	−1	+1	+2	+3
2. Canalis mandibularis	−3	−2	−1	+1	+2	+3
3. Unterrand der Mandibula	−3	−2	−1	+1	+2	+3
4. anteriore Ausprägung des Kinns	<0,0 mm	0–0,5 mm	0,5–1,0 mm	1,5–2,0 mm	2–3 mm	>3 mm
5. anteriore Untergesichtshöhe	<66%	66–71%	71–75%	80–84%	84–88%	>88%
6. Größe des Kieferwinkels	>140°	136°–140°	133°–136°	123°–127°	118°–123°	<118°

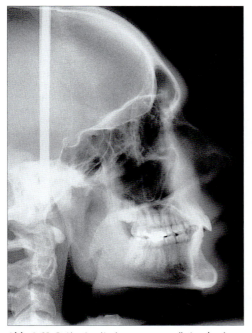

Abb. 4.62: Patient mit einem ausgeprägten horizontalen Wachstumsmuster und den typischen strukturellen Merkmalen

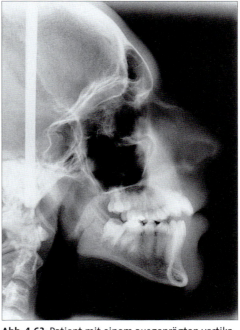

Abb. 4.63: Patient mit einem ausgeprägten vertikalen Wachstumsmuster und den typischen strukturellen Merkmalen

riore Rotation, Summenwerte größer +12 sprechen für eine deutliche anteriore Rotation des Unterkiefers (Abb. 4.62 und 4.63).

Nach Björk ist die Entwicklung des Gesichtes, insbesondere die des unteren Gesichtsdrittels (Unterkieferlage und -form), von wachstumsbedingten Veränderungen abhängig, die ihrerseits abhängig sind vom Durchbruch der bleibenden Zähne. Nach Björk treten während des Kieferwachstums drei *Rotationsformen des Unterkiefers* auf (Abb. 4.64a–c). In den meisten Fällen wächst der Unterkiefer nach anterior und leicht nach unten (zusätzliches vertikales Wachstum). Das Rotationszentrum liegt entweder im Frontzahnbereich oder im Bereich der Prämolaren.

Nur zu einem geringen Prozentsatz zeigt der Unterkiefer eine Rotation nach posterior. Das Rotationszentrum liegt dann im Molarenbereich.

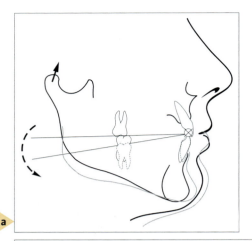

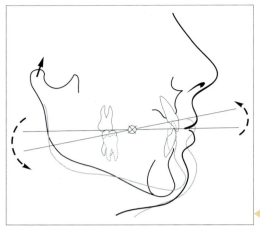

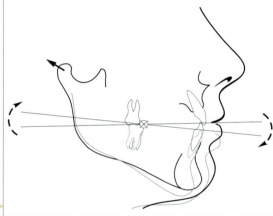

Abb. 4.64a–c: Die während des Unterkieferwachstums auftretenden Rotationsformen nach Björk. **a)** Vorwärtsrotation um die Inzisalkanten der unteren Schneidezähne. **b)** Vorwärtsrotation mit dem Zentrum der Rotation im Prämolarenbereich. **c)** Rückwärtsrotation mit dem Zentrum der Rotation im Molarenbereich (modifiziert nach Björk und Skieller [15–21]).

5 Orthopantomogramm

5.1 Einführung

Die Anfertigung eines Orthopantomogramms (auch PT, OPG, Panoramaschichtaufnahme) gehört bei einer gewissenhaften und umfassenden Diagnostik zum Standard in der Kieferorthopädie. Da kein Röntgenstatus aus Einzelaufnahmen, wie umfangreich er auch ist, die Gesamtsituation des Kauorgans in allen Teilen und Beziehungen zu benachbarten Regionen wiedergeben kann, hat sich die Panoramaaufnahme als Grundlage einer systematischen Befunderhebung durchgesetzt.

Keine kieferorthopädische Behandlung, auch nicht „kleinere kieferorthopädische Maßnahmen", sollte ohne Anfertigung von Röntgenaufnahmen begonnen werden. Das Orthopantomogramm stellt nicht nur ein wichtiges diagnostisches und für die kieferorthopädische Therapieentscheidung relevantes, sondern auch ein juristisches (forensisches) Dokument dar.

5.2 Aufnahmetechnik

Die Besonderheiten dieser Panoramatechnik hat Paatero aus den Prinzipien der Tomographie entwickelt. In Abwandlung dieser Technik wird die Orthopantomographie durch folgende Eigenheiten geprägt:
- Strahlenquelle mit schmaler vertikaler Schlitzblende,
- Strahlenquelle rotiert um den Kopf des Patienten,
- die Filmkassette bewegt sich gleichsinnig rotierend wie die Strahlenquelle,
- der Röntgenfilm bewegt sich gegensinnig zur Strahlenquelle, so dass während der Rotation stets ein anderer Teil des Röntgenfilms belichtet wird,
- das Rotationszentrum des Röntgenstrahls ist der Fokus der Projektion,
- Bewegungen des Filmes und der Strahlenquelle beeinflussen die Länge des abgebildeten Objektes auf dem Film in der Horizontalebene,
- in der Vertikalebene bleibt die Vergrößerung auf dem Bild gleich, wenn die Abstände zwischen Strahlenquelle und Objekt gleich bleiben,
- das Ergebnis ist eine scharf abgebildete Objektebene,
- sowohl in Richtung auf das Rotationszentrum als auch in Richtung auf den Film haben die Objekte unterschiedliche Geschwindigkeiten, woraus außerhalb der scharf abgebildeten Objektebene eine zunehmende Unschärfe resultiert.

Die Panoramatechnik weist eine Vielzahl von Vorteilen auf (Tab. 5.1).

Sie ist eine schnelle, wenig belastende Übersichtsdarstellung beider Kiefer (< 20 s). Sie ist gekennzeichnet durch eine geringe Strahlenbelastung (Hautoberflächendosis $1/10$, Gonadendosis $1/100$ verglichen mit der Belastung eines Röntgenstatus). Sie ist psychisch nicht belastend und gestattet eine Übersicht in toto von Maxilla und Mandibula, dem retromolaren Raum, Gelenkanteilen, Sinus maxillaris und Nasenseptum.

Neben den Vorteilen dieser Aufnahmetechnik finden sich aber auch Nachteile, wie die begrenzte Detailschärfe als Folge der Be-

Tab. 5.1: Vorteile und Nachteile der Orthopantomographie

Vorteile	Nachteile
Umfassende, vollständige Untersuchung durch Panoramadarstellung des Kausystems mit Einschluss der Kiefergelenke und der Kieferhöhlen	Bei extremen Frontzahnstellungen der Klasse II und III kann die Ober- und Unterkieferfront nicht optimal wiedergegeben werden
Erkennung von funktionellen und pathologischen Zusammenhängen und ihren Auswirkungen auf das Kausystem	Der Abstand Fokus–Objekt zu Objekt–Film ist während des Kassettenumlaufs nicht konstant, woraus ein unterschiedlicher Vergrößerungsfaktor resultiert
Übersichtliche Dokumentation zur Behandlungsplanung und Behandlungskontrolle	Exakte Messungen sind nicht möglich
Senkung der Strahlenbelastung durch Anwendung einer rationellen Untersuchungsstrategie im Vergleich zum Zahnfilmstatus	Außerhalb der Schicht befindliche Strukturen können die Strukturen von Ober- und Unterkiefer überlagern und pathologische Veränderungen vortäuschen

wegungsunschärfe, eine systemimmanente Vergrößerung, ein anatomisch bedingter Röntgenschatten der Halswirbelsäule (bedingt gültig) und die bekannten Nachteile eines Schichtverfahrens:
- Darstellung nur einer bestimmten Schichtdicke (frontal 4–9 mm, lateral 15–20 mm),
- Verwischung der Objekte außerhalb der Schicht (orthoradiale Einstrahlung im Seitenzahngebiet nicht möglich),
- teure Aufnahmetechnik.

Häufig ergeben sich infolge des großen Übersichtsbereiches überraschende und zufällige pathologische Befunde (z.B. Zysten, Odontome, Tumore, Skleroseherde, Resorptionen u.a.).

Die genaue Kenntnis der Röntgenanatomie erlaubt das Erkennen von häufigen Artefakten und vermeidet Fehlinterpretationen sowie Wiederholungsaufnahmen (Abb. 5.1 bis 5.3). Typische Artefakte sind:
- Ohrringe und andere Schmuckgegenstände (Piercing: Zunge, Lippen, Nase, Augenlid),
- harter Gaumen überlagert Kieferhöhle der Gegenseite,
- nasale Strukturen (undefinierte Aufhellungen),
- Überlagerungen durch aufsteigenden Unterkieferast,
- Gelenkköpfchen der Gegenseite,
- Bewegungen des Patienten während der Aufnahme in vertikaler und/oder horizontaler Richtung (Unschärfe und Unterbrechung der Knochenkonturen).

Das Fehlen einer Röntgenübersicht kann folgende Konsequenzen haben:
- Übersehen von Nichtanlagen oder dysplastischen Keimen (*Cave:* Extraktionstherapie bei übersehener Nichtanlage);
- unerkannter Knochenabbau (generalisiert, lokal) und Taschenbildungen (*Cave:* umfangreiche Zahnbewegungen, Lückenschluss);
- Übersehen von Mesiodentes beim Diastemaschluss (*Cave:* Misserfolg);
- apikale Veränderungen, nicht abgeschlossenes Wurzelwachstum, Retention und Impaktion (*Cave:* Therapieprocedere);
- keine Dokumentation von Wurzelresorptionen vor Behandlungsbeginn (*Cave:* juristische Folgen).

Abb. 5.1: Fremdkörper: Zungenpiercing im Strahlengang

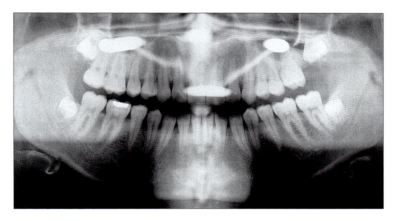

Abb. 5.2: Fremdkörper: vergessener Ohrring rechts, Nichtanlage 35, ausgeprägter palatinaler Höcker bei 22

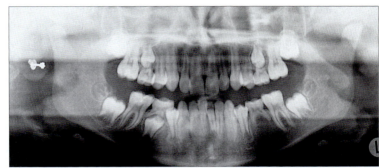

Abb. 5.3: Fremdkörper: Osteosyntheseplatten nach Le Fort-I-Fraktur in situ

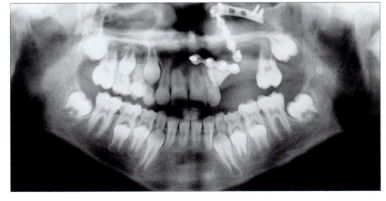

Allgemeine Hinweise zur Röntgendiagnostik in der Kieferorthopädie:
- Eintrag in den Röntgenpass des Patienten,
- Beachtung der Strahlenschutzvorschriften,
- Beschränkung der Aufnahmen wegen des zumeist jugendlichen Alters der Patienten auf das diagnostisch erforderliche Minimum:
  - Behandlungsbeginn
  - Verlaufskontrolle
  - Behandlungsabschluss.

5.3 Systematische Diagnostik

Zur systematischen Diagnostik, Begutachtung und Auswertung eines Orthopantomogramms ist folgende Vorgehensweise zu empfehlen: Man unterteilt das Orthopantomogramm in fünf topografische Bereiche (Abb. 5.4) und betrachtet jede dieser Regionen gesondert:

- Dentition des Oberkiefers,
- Dentition des Unterkiefers,
- rechtes Kiefergelenk,
- linkes Kiefergelenk,
- nasomaxilläre Region.

Durch diese schrittweise und systematische Überprüfung der einzelnen Regionen kann ein Übersehen von pathologischen Befunden und Zufallsbefunden vermieden werden.

Systematische Analyse der fünf topografischen Regionen:

- nasomaxilläre Region (Jochbeine, Kieferhöhle, Nasenseptum, untere Nasenmuschel, Apertura piriformis, Gaumen),
- dentoalveoläre Region des Oberkiefers (Alveolarfortsatz, 1. Dentition, 2. Dentition),
- dentoalveoläre Region des Unterkiefers (Alveolarfortsatz, 1. Dentition, 2. Dentition),
- Unterkieferregion (Unterkieferkörper, aufsteigender Ast, Symphyse, Mandibularkanal, Weichteile),
- Kiefergelenkregion.

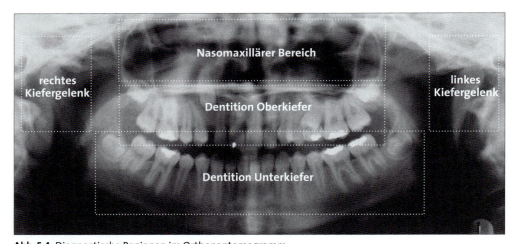

Abb. 5.4: Diagnostische Regionen im Orthopantomogramm

Tab. 5.2: Auswertung der Zahnbefunde im Orthopantomogramm

Befund	Erläuterung
Milchzähne	Zustand der Stützzonen im Wechselgebiss, Seitenvergleich (Quadranten-Symmetrie), Infraposition von Milchzähnen, Grad der Wurzelresorption, unterminierende Resorption
bleibende eruptierte Zähne	Füllungszustand, Karies, Wurzelfüllungen, Resorptionen, Parodontopathien, Achsenneigung und Höhe insbesondere der Eckzähne im Oberkiefer, Wurzelharmonie, Seitenvergleich (Quadranten-Symmetrie)
weitere Zahnanlagen	Weisheitszähne, Zahnüberzahl, Zahnunterzahl, Lage der Zahnkeime, Größe/Reifezustand der Zahnkeime, Seitenvergleich (Quadranten-Symmetrie)

Die Voraussetzung für die Röntgendiagnostik bildet eine kontrastreiche und detailgetreue Aufnahme. Für die Betrachtung der Dentition in jedem Quadranten wird folgendes Schema empfohlen (Tab. 5.2):
- Belichtung, Kontrast, Objekt-Filmsymmetrie,
- Aufhellungen, Verschattungen,
- Artefakte, Unschärfen.

Anatomische Übersicht im Orthopantomogramm:
- Zahnzahl (Nichtanlagen, Unterzahl, Überzahl, Mesiodentes),
- Formanomalien (Kümmerform dysplastisch/hypoplastisch, Dilazeration etc., Wurzelanomalien),
- Mineralisationsstadien (Zahnalterbestimmung, Wurzelwachstum, Störungen),
- vertikale Position der Keime (Gebissreife, Durchbruchsvorhersage),
- Größenvorhersage von Zähnen (Stützzone),
- Symmetrievergleiche innerhalb der Zahngruppen und Quadranten (Entwicklungsstand),
- Seitenvergleich der Zahnreife (Dentitionsreife links/rechts),
- Aussagen über die Keimlage (eng, weit, verlagert, retiniert, Weisheitszähne),
- Zustand der Zähne, Sanierungsgrad (Karies, Wurzelfüllungen etc.),
- apikale Veränderungen (Ostitis, Wurzelresorption, Parodontalspalt),
- Knochenabbau (horizontal, vertikal), marginales Parodontium,
- Spongiosastruktur,
- pathologische Prozesse in den Kieferknochen (Odontome, Zysten, Sklerosen etc.),
- Kiefergelenke (nur bedingt).

5.4 Zahnalterbestimmung

Das dentale Alter kann nach zwei unterschiedlichen Methoden bestimmt werden:
1. Stand des Zahndurchbruchs
2. Zahnmineralisationsstadien im Röntgenbild.

Die Zahnalterbestimmung anhand des Zahndurchbruchs war lange Zeit das einzige probate Auswertungsverfahren. Methodisch ist diese Norm ausreichend genau.

Bei der Zahnalterbestimmung anhand der Reifestadien (= Germinationsstadien) wird der Entwicklungsstand der einzelnen Zähne mit einer festgelegten Reifeskala verglichen. Zur Altersbestimmung wird nicht nur die letzte Zahnentwicklungsphase herangezogen, sondern der dentale Mineralisationsprozess in toto. Damit gewinnt diese Methode an Genauigkeit. Das Verfahren ist über die gesamte Milch- und Wechselgebissperiode anwendbar und wird nicht durch vorzeitigen Milchzahnverlust beeinflusst.

5.5 Zahnmineralisationsstadien

Es sind verschiedene Bewertungssysteme gebräuchlich, die sich prinzipiell in ihrer Anwendung gleichen:
- Jedem Zahn wird seinem Entwicklungsstand entsprechend ein Punktwert gegeben (Tab. 5.3).
- Die Summe aller Zähne eines Quadranten ergibt den Reifegrad (Tab. 5.4).
- Das Ablesen des dentalen Alters erfolgt anhand einer Standardtabelle (Tab. 5.5).

Tab. 5.3: Beurteilung der Reifestadien und Punktesystem

	Reifestadium	Punkte
	Follikel bzw. keine Zeichen der Verkalkung	0
	Krone zur Hälfte mineralisiert	1
	Krone vollständig mineralisiert und beginnende Wurzelmineralisation	2
	Wurzel etwa bis zur Hälfte ihrer Länge mineralisiert	3
	Wurzel vollständig mineralisiert, Apex aber noch weit offen	4
	Abgeschlossene Mineralisation und Apex geschlossen	5

Tab. 5.4: Auswertungsschema zur Zahnalterbestimmung

	Zahngattung							Summe
Alter	1	2	3	4	5	6	7	
Oberkiefer								
Unterkiefer								
Ergebnis	Oberkiefer		Frühzahner		Normalzahner		Spätzahner	
	Unterkiefer		Frühzahner		Normalzahner		Spätzahner	

Tab. 5.5: Berechnung des Zahnalters

Punkte	Zahnalter in Jahren			
	männlich		weiblich	
	Oberkiefer	Unterkiefer	Oberkiefer	Unterkiefer
15	6/2	6/11	7/3	6/0
16	7/6	7/3	7/4	6/4
17	7/9	7/4	7/5	6/10
18	8/1	7/7	7/9	7/3
19	8/5	7/9	8/3	7/9
20	8/7	8/0	8/4	7/10
21	8/10	8/7	8/4	8/4
22	9/4	8/9	8/9	8/5
23	9/7	9/6	9/3	8/10
24	9/9	9/9	9/5	9/1
25	10/5	9/10	10/0	9/2
26	10/11	10/2	10/1	9/8
27	11/1	10/8	10/6	10/0
28	11/4	11/2	11/2	10/9
29	11/8	11/7	11/2	11/2
30	11/10	12/1	11/5	11/3
31	12/4	12/2	11/9	11/7
32	12/8	12/9	12/0	11/11
33	13/1	13/0	12/9	12/10
34	13/2	13/5	13/0	12/11
35	13/2	14/3	13/0	13/6

Tab. 5.6: Stadien der Entwicklung von Zahnkrypte und Zahnfach [33]

Stadium 1	gleichzeitige Bildung der knöchernen Krypte und der Krone, Kryptenwände aus porösem und spongiösem Knochen
Stadium 2	Vollendung der Krone, Remodellierung der Krypte: Kryptenwände werden dicker, Kryptenboden noch ohne Knochenbildung
Stadium 3	beginnt mit dem Anfang der Wurzelbildung, Entstehung der Desmodontalfasern
Stadium 4	aktive Durchbruchsbewegung des Zahnes beginnt: feiner spongiöser Knochen wird am Kryptenboden abgelagert, die ursprünglichen Kryptenwände verschwinden, das endgültige Zahnfach wird durch Knochenapposition um die Wurzel gebildet (Bildung des Desmodontalspalts)

Tab. 5.7: Stadieneinteilung der Zahnentwicklung [33]

Stadium 1	sichtbare Transluzenz
Stadium 2	sichtbare Kronenspitze/beginnende Kalzifizierung
Stadium 3	Kronenspitze vollständig mineralisiert
Stadium 4	Krone zu $1/3$ mineralisiert
Stadium 5	Krone zur Hälfte mineralisiert
Stadium 6	Krone vollständig mineralisiert
Stadium 7	beginnende Wurzelmineralisation
Stadium 8	Wurzel zur Hälfte mineralisiert
Stadium 9	Wurzel zu $3/4$ mineralisiert, Apex offen
Stadium 10	Wurzel vollständig mineralisiert, Apex geschlossen

Tab. 5.8: Einteilung in Normal-, Früh- und Spätzahner

Einteilung nach dem Zahnalter	
Frühzahner	Ein Kind wird als Frühzahner bezeichnet, wenn das dentale Alter 2 Jahre über dem chronologischen Alter liegt.
Normalzahner	Bei einem Normalzahner stimmen chronologisches und dentales Alter überein.
Spätzahner	Ein Kind wird als Spätzahner bezeichnet, wenn das dentale Alter 2 Jahre unter dem chronologischen Alter liegt.

Wenn der Patient chronologisch jünger ist als dem Dentitionsalter entsprechend, kann mit mehr Wachstum gerechnet werden, als wenn das Zahnalter gegenüber dem chronologischen Alter retardiert ist.

5.6 Stadien der Entwicklung von Zahnkrypte und Zahnfach

Eine von Duterloo vorgenommene Einteilung der Entwicklung in 4 Stadien von Zannkrypte und Zahnfach wird Tab. 5.6 beschrieben. Eine weitere, differenziertere Unterteilung wird in Tab. 5.7 vorgestellt.

5.7 Zahndurchbruch

Der Durchbruch der bleibenden Zähne verläuft in zwei Phasen:
- erste Phase (6. bis 8. Lebensjahr): 6-Jahrmolar, mittlerer Schneidezahn im Unterkiefer, dann im Oberkiefer seitlicher Schneidezahn im Unterkiefer, dann im Oberkiefer;
- $1–1^{1}/_{2}$ Jahre Pause im Zahnwechsel;
- zweite Phase (9. bis 12. Lebensjahr): Wechsel in unregelmäßiger Reihenfolge:
  – Eckzähne, 1. und 2. Prämolar im Unterkiefer
  – 1. Prämolar, Eckzahn und 2. Prämolar oder 1. und 2. Prämolar und Eckzahn im Oberkiefer.

Zwischen dem Durchbruch der Zähne in der Mundhöhle und dem vollständigen Erreichen der Okklusionsebene liegen unterschiedliche zeitliche Intervalle:

- Prämolaren: wenige Wochen,
- Incisivi: 3–5 Monate,
- Eckzähne: ca. $1–1^{1}/_{2}$ Jahre

Normalerweise hat ein Zahn in seiner intraoralen Durchbruchsphase $^{1}/_{3}$ seiner späteren Wurzellänge erreicht. Das Wurzelwachstum kann je nach Zahn erst nach weiteren 3 Jahren abgeschlossen sein.

Die Durchbruchszeiten der bleibenden Zähne sind größeren individuellen Schwankungen unterworfen als die der Milchzähne (siehe hierzu Kapitel 1 Tabellen 1.1 bis 1.3). Im Allgemeinen brechen bei Mädchen die Zähne 3–6 Monate früher durch als bei Jungen. Zeitliche Abweichungen im Zahnwechsel und Durchbruch werden entsprechend als Dentitio praecox bzw. Dentitio tarda bezeichnet (Tab. 5.8).

5.8 Beurteilung der Weisheitszähne

Die Anlage der Weisheitszähne ist nicht obligat und großen Schwankungen in ihrer Ausbildung unterworfen. Deshalb ist die Kenntnis der wesentlichen Merkmale zur Bestimmung von Anlage oder Nichtanlage für die kieferorthopädische Behandlung und die Stabilität des Behandlungsergebnisses von Bedeutung (Tab. 5.9).

Tab. 5.9: Beurteilung der Weisheitszahnanlage im Orthopantomogramm

Alter	Entwicklungsstadium
7.–8. Lj.	Erste Mineralisationszeichen
ca. 10. Lj.	Beurteilung der Kippung der Okklusalfläche
nicht vor dem 14. Lj.	Entscheidung über Anlage/Nichtanlage
15.–16. Lj.	Aufrichten des M3 bei spätem regelrechten Durchbruch
nicht vor dem 15. Lj	Entscheidung über Retention/Teilretention

Tab. 5.10: Determinierende Störfaktoren des Zahndurchbruchs und des Zahnalters

Ursächliche Störfaktoren der Zahnentwicklung		
Faktor	**akzelerierend**	**retardierend**
primär	Endokrine Störung Diabetes mellitus	• Schwere Organerkrankungen • langandauernde Karenzzustände • endokrine Störungen (z.B. HVL: Somatotropin-Spiegel erhöht bei Akromegalie, erniedrigt bei Mikrogenie) • Erkrankungen des Knochensystems (z.B. Osteomyelitis) • Umweltfaktoren (physikalisch/chemisch)
sekundär	Vorzeitiger Milchzahnverlust Entzündungsprozesse	• Posttraumatische Ereignisse (z.B. Alveolarfortsatzfraktur) • Hyperplasie des Alveolarfortsatzes (z.B. Leontiasis ossea) • fibröse Wucherungen der Gingiva (z.B. Elephantiasis gingivae)

5.9 Zahnentwicklungs- und Durchbruchsstörungen

5.9.1 Allgemeine Faktoren

Zur prognostischen Beurteilung der Gebissentwicklung ist die Auswertung des Zahnstatus von großer Bedeutung. Es sind verschiedene lokale und systemische Störfaktoren, die die Zahnentwicklung beeinflussen, bekannt. Hierzu sind akzelerierende und retardierende Faktoren zu zählen (Tab. 5.10).

5.9.2 Genetisch determinierte Störanfälligkeiten der Zahnbildung nach Hoffmeister

Die genetisch determinierten Störanfälligkeiten der Zahnbildung lassen sich in Haupt- und Nebensymptome einteilen (Tab. 5.11).

Im Folgenden werden die einzelnen Symptome an Beispielen vorgestellt (Abb. 5.5 bis 5.32).

Hoffmeister [53–59] konnte durch familiäre Langzeitstudien nachweisen, dass ver-

Tab. 5.11: Genetisch determinierte Störanfälligkeiten der Zahnbildung nach Hoffmeister [53]

Hauptsymptome	• Zahnunterzahl • Zahnüberzahl • Verlagerung
Nebensymptome	*Mikrosymptome der Lage* • Infraposition/Inklusion • unterminierende Resorption • vergrößerter Molarenkeimabstand *Mikrosymptome der Form* 1. Plusvarianten: Zwillingsbildungen, Verschmelzungen, Überzahl von Höckern/Wurzeln, übergroße zweite Milchmolaren, Taurodontismus, Schmelzperlen 2. Minusvarianten: Formreduktion, Mineralisationsverspätung, Unterzahl von Höckern/Wurzeln

5.9 Zahnentwicklungs- und Durchbruchsstörungen

schiedenartige „genetisch determinierte Störanfälligkeiten der Zahnbildung" trotz ihrer Vielfalt eine anlagebedingte gemeinsame Beziehung haben. Nicht selten finden sich bei einem Patienten nicht nur eine Störanfälligkeit, sondern mehrere Störanfälligkeiten vereint. Über die prozentuale Häufigkeit gibt Tab. 5.12 Auskunft.

Tab. 5.12: Häufigkeiten in Prozent

Störanfälligkeit	Angabe in %
Hypodontie	8,7
Hyperdontie	2,4
Retention/Verlagerung	6,0
Infraposition	1,3
unterminierende Resorption	1,9
vergrößerter Molarenkeimabstand	2,3
Taurodontismus/Pyramidalismus	2,5
Mikrosymptome	4,2

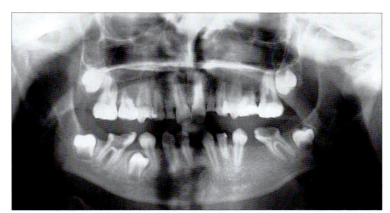

Abb. 5.5: Schwester von Patientin in Abb. 5-6: Nichtanlagen von 12, 13, 15, 22, 23, 25, 31, 41, 42 und 45; vermutlich Nichtanlagen 18, 28, 38 und 48

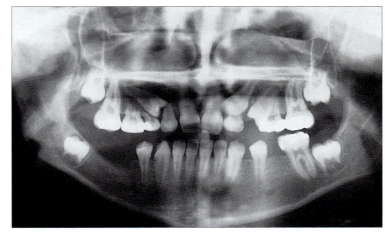

Abb. 5.6: Schwester von Patientin in Abb. 5-5: Nichtanlagen von 12, 13, 14, 22, 23, 35, 45, 46; vermutlich Nichtanlagen 18, 28, 38 und 48; 15, 24 und 25 gekippt

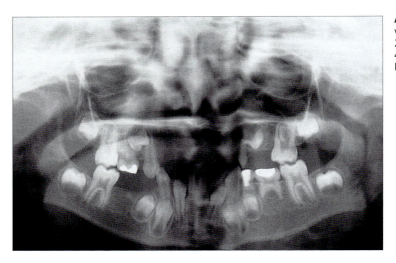

Abb. 5.7: Nichtanlagen von 11, 12, 13, 15, 21, 22, 23, 25 und 31, 35 sowie 41, 45; gedrehte Spätanlage 24

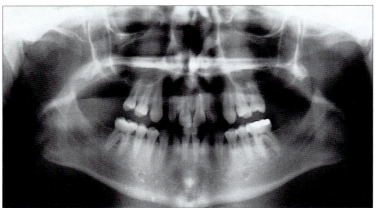

Abb. 5.8: Nichtanlagen von 16, 17, 18, 26, 27 und 28; Zapfenzahn 12; Nichtanlagen 37, 47, 38 und 48

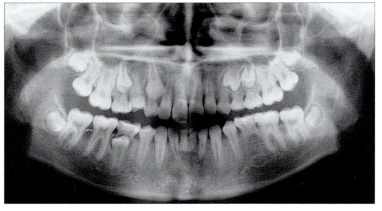

Abb. 5.9: Nichtanlagen von 13, 31, 41, 45; Spätanlagen 14 und 15

5.9 Zahnentwicklungs- und Durchbruchsstörungen

Abb. 5.10: Nichtanlagen von 12, 15, 22, 25, 34, 35, 44, 45 und vermutlich der Weisheitszähne, Milchzahnpersistenz 53

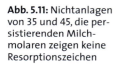

Abb. 5.11: Nichtanlagen von 35 und 45, die persistierenden Milchmolaren zeigen keine Resorptionszeichen

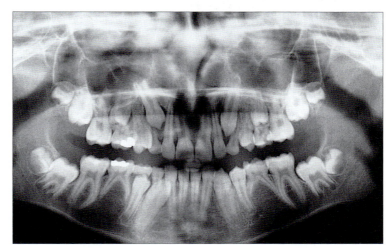

Abb. 5.12: Zapfenzahn 12 und Nichtanlage 22

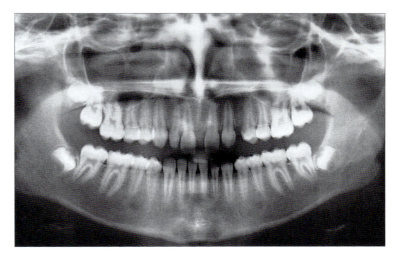

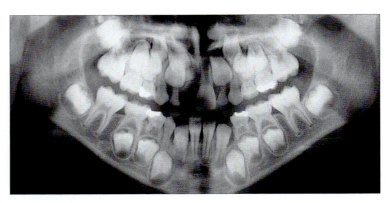

Abb. 5.13: Mesiodens

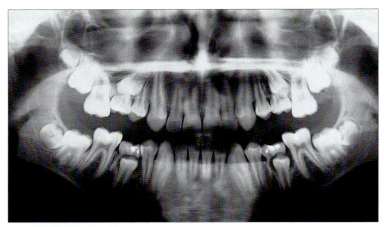

Abb. 5.14: Infraposition aller 2. Milchmolaren

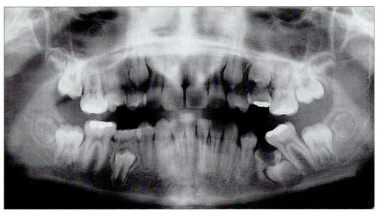

Abb. 5.15: Reinklusion von 75, Infraposition von 65 und 85

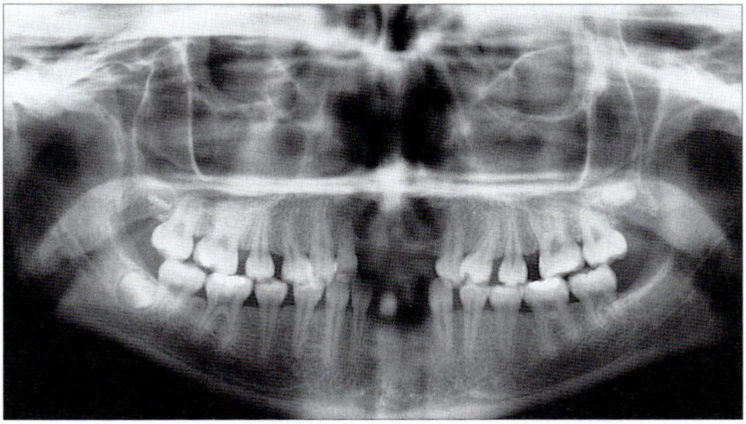

Abb. 5.16: Zustand nach traumatischem Frontzahnverlust: 11, 21, 22, 31, 32, 41 fehlen; man beachte die starke Atrophie des Alveolarfortsatzes in diesem Bereich und die kaudale Ausdehnung der unteren Nasengänge (6 Jahre nach Trauma)

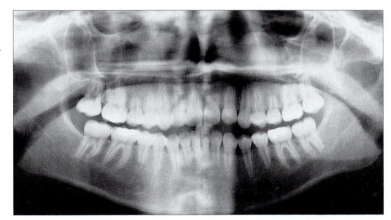

Abb. 5.17: Idiopathische Wurzelresorptionen an 11 und ausgeprägt an 21; deutliche Wurzelverkürzungen bei allen 2. Prämolaren; Nichtanlagen der Weisheitszähne

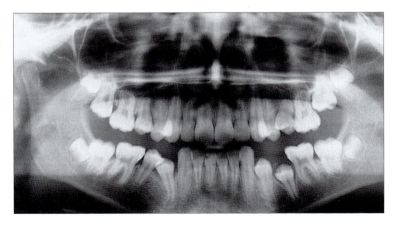

Abb. 5.18: Multiple idiopathische Wurzelresorptionen an den Zähnen 11, 12, 21, 22, 14, 15, 24, 25 und 45

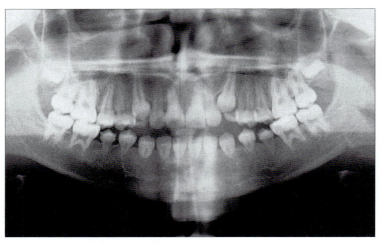

Abb. 5.19: Zustand nach Radiatio (Strahlenschaden): mehrphasige Bestrahlung eines malignen Lymphoms im Hals- und Unterkieferbereich im Alter von 2 Jahren konnte anamnestisch gesichert werden, Oberkieferdentition erscheint mit 12 Jahren unauffällig, dagegen imponieren in der Unterkieferdentition extreme Mineralisationsstörungen und Wurzelverkürzungen

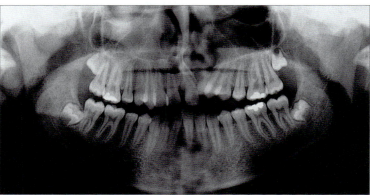

Abb. 5.20: Patient mit linksseitiger Kieferspalte: starke Deviation des Septum nasi, deutliche Wurzelabknickung bei 21 (22 im distalen Spaltsegment), pyramidale Wurzelform 17 und 27

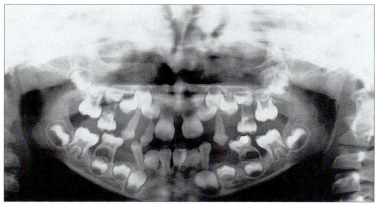

Abb. 5.21: Papillon-Lefèvre-Syndrom (6-jähriges Mädchen): alle permanenten Zahnanlagen erkennbar, Weisheitszähne noch nicht nachweisbar, charakteristische Zahnstellungs- und Durchbruchsanomalien, Alveolarfortsatzdystrophie, generalisierte Parodontopathie

Abb. 5.22: Atypische Wurzelform 11: Ausbildung einer Bifurkation und zwei Apices

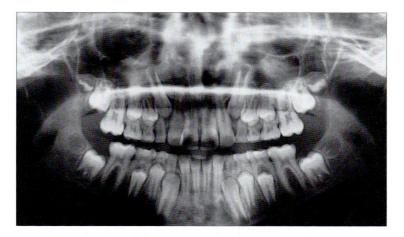

Abb. 5.23: Doppelanlage von 11 (retiniert), makrodonte Zahnanlage 21 (15mm!)

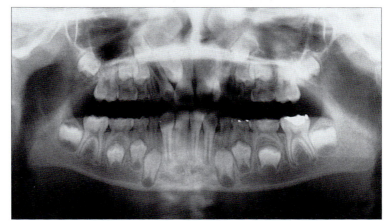

Abb. 5.24: Multiple Störungsanfälligkeit: Nichtanlagen 12, 22, 25, 35, 38, 45, 48; taurodonte Wurzelform 37 und 47; pyramidale Wurzelform der Oberkiefermolaren

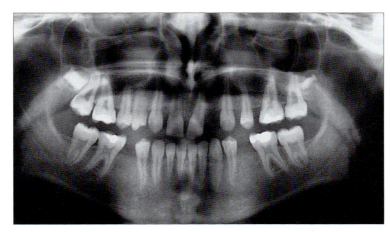

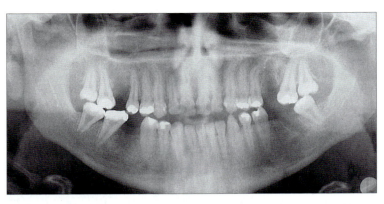

Abb. 5.25: Multiple Störanfälligkeiten: pyramidale Wurzelform 17, 18, 27, 28, 38, 47 und 48; 35 und 45 um 90° gedreht; starke Wurzelabknickung bei 25

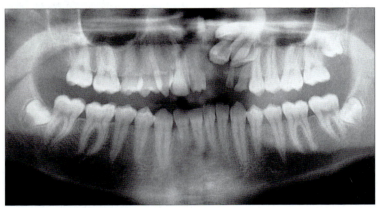

Abb. 5.26: Multiple Störanfälligkeit: Mesiodens, 11 horizontal verlagert und retiniert, Doppelanlage 12, 13 verlagert und retiniert, 21 und 22 stehen gestaffelt (atypische Wurzelform)

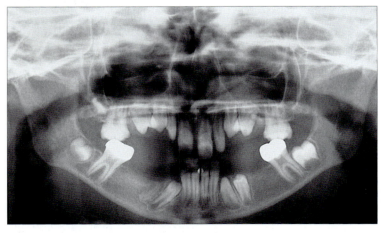

Abb. 5.27: Multiple Störanfälligkeit: Zapfenzähne 12 und 22, Spätanlage 25, Nichtanlagen 15, 27, 35, 44, 45; Verlagerung 43, atypischer Keim regio 44 (180° Inversion)

Abb. 5.28: Multiple Störanfälligkeit: Zapfenzähne 12 und 22, pyramidale Wurzelform 17 und 27, weiter Molarenkeimabstand von 37 und 47

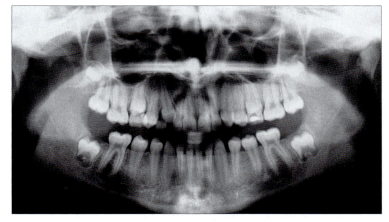

Abb. 5.29: Multiple Störanfälligkeit: Zapfenzahn 22, frühere unterminierende Resorption von 65 durch 26, Nichtanlage 25, 35, unterschiedlicher mesiodistaler Kronendurchmesser von 11 und 21 (21: +1,5 mm)

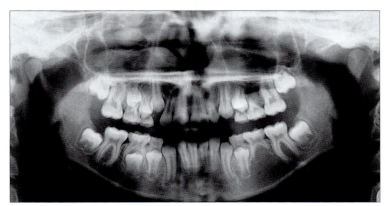

Abb. 5.30: Multiple Störanfälligkeit: Nichtanlagen 12, 22, 25, 45; ausgeprägter Rezessus der linken Kieferhöhle, 34 um 90° gedreht, 44 gekippt

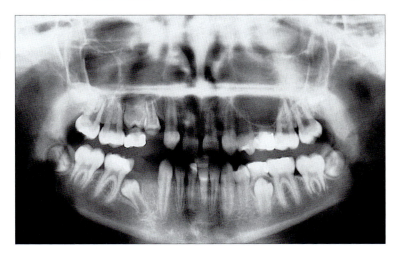

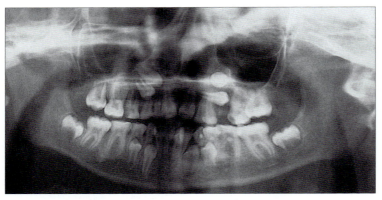

Abb. 5.31: Multiple Störanfälligkeit: 15-jähriges Mädchen (Morbus Down): stark abradierte Oberkieferfrontzähne, verlagerte und retinierte Zähne 13, 14, Nichtanlagen 15, 25, 35, 45; Transposition 23 und 24, Nichtanlagen der Weisheitszähne 18, 28 und 38

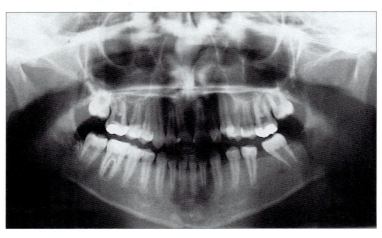

Abb. 5.32: Multiple Störanfälligkeit: idiopathische Prämolarendistalisation von 34, 35; Nichtanlage 36, taurodonte Wurzelform 37 und 47, ausgeprägter palatinaler Höcker bei 22

5.10 Eckzahnverlagerung, -angulation und -position

Zur Bestimmung der Eckzahnhöhe (in mm) und Inklination (in Grad) können in Anlehnung an Dausch-Neumann [30] die Molarenverbindungslinie und die Eckzahnachse als Bezugsachsen verwendet werden (Abb. 5.33). Die metrische Position und die Angulation können dadurch ermittelt werden. Die größte Durchbruchsaktivität eines Eckzahns beginnt mit dem 10. Lebensjahr. Der verspätete Durchbruch des oberen Eckzahnes am Ende des Zahnwechsels ist ein häufig übersehenes Ereignis.

Eine Eckzahnverlagerung ist bei fast der Hälfte aller Patienten mit anderen Symptomen der genetisch determinierten Störanfälligkeit kombiniert. Als auffälligster klinischer Hinweis für eine Eckzahnverlagerung gelten eine Formreduktion und die Fehlstellung seitlicher Schneidezähne.

Als messbarer Hinweis für eine potenzielle Verlagerung oberer Eckzähne gelten Winkeldifferenzen zwischen der rechten und linken Seite von ≥5° bzw. Höhendifferenzen ≥2 mm. Klinisch und röntgenologisch muss sehr streng auf Entwicklungsverzögerungen und Durchbruchsasymmetrien geachtet werden. Beim Auftreten eines Symptoms oder mehrerer Symptome der genetisch determinierten Störanfälligkeit muss häufiger mit Störungen beim Eckzahndurchbruch gerechnet werden.

Beispiele für Eckzahnverlagerungen zeigen die Abbildungen 5.34 und 5.35.

5.10 Eckzahnverlagerung, -angulation und -position

Abb. 5.33: Bestimmung der Eckzahnposition und -angulation

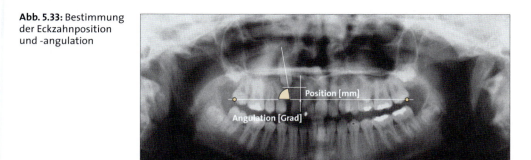

Abb. 5.34: Eckzahnverlagerung: retinierte und verlagerte Zähne 13 und 23 bei seitenungleicher Angulation und Position, Zapfenzähne 12 und 22

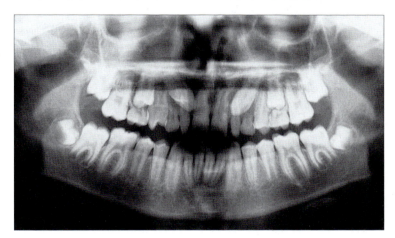

Abb. 5.35: Eckzahnverlagerung: 23 verlagert und retiniert bei Milchzahnpersistenz 63

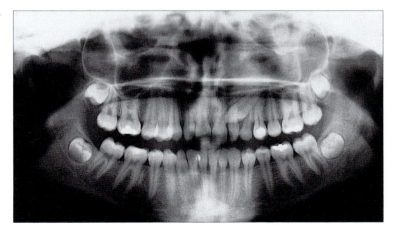

6 Handröntgenanalyse

6.1 Einführung

Für die Beurteilung des Entwicklungsstandes und der somatischen Reife des Patienten ist die Angabe des chronologischen Alters oft nicht ausreichend. Hierfür ist die Bestimmung des biologischen Alters, welches sich aus dem *skelettalen, dentalen* und *morphologischen Alter* ergibt, erforderlich.

6.2 Handröntgenaufnahme

Nach Björk kann die aktuelle skelettale Wachstumsphase durch die Analyse der Handentwicklung ermittelt werden. Die Handröntgenaufnahme wird auch als „biologische Uhr" betrachtet. Zur Analyse der skelettalen Reife dient bis etwa zum 9. Lebensjahr der Mineralisationszustand der Handwurzelknochen und danach die Entwicklung der Metakarpalknochen sowie der Phalangen (Abb. 6.1).

Die Handröntgenaufnahme in der Kieferorthopädie gehört nicht zur Routinediagnostik. Die Indikation ist streng zu stellen und nur bei entsprechender diagnostischer Fragestellung gerechtfertigt (Tab. 6.1).

Für die Auswertung der Handröntgenaufnahme wurde eine Vielzahl von Entwicklungs- und Reifeindikatoren definiert, die regelmäßig und in einer bestimmten Reihenfolge während der Skelettentwicklung bei jedem Individuum auftreten [17, 43, 44].

Die Auswertung der Handröntgenaufnahme erfolgt häufig nach dem von Schopf [95] entwickelten Schema (Abb. 6.4a–n s. Seite 141–144). Die Beurteilung wird anhand des Größenverhältnisses von Diaphyse zu Epiphyse vorgenommen und bei gleicher Breite mit „=", bei kappenartigem Umfassen der Diaphyse durch die Epiphyse als „cap" und bei vollständiger Verknöcherung als „unit (u)" oder auch „closed (c)" bezeichnet (Tab. 6.2). Bei einem Neugeborenen sind noch keine Handwurzelknochen nachweisbar, die Anlage erfolgt erst ab dem 3. Lebensmonat.

Einschränkend ist zu berücksichtigen, dass auch die Ossifikation des Handskeletts größeren individuellen Schwankungen unterliegt und folglich die Bestimmung des Knochenalters Ungenauigkeiten aufweisen kann.

> **Merke:**
> ± *1 Jahr verfrüht bzw. verspätet*
> ± *2 Jahre dentitio tarda, dentitio praecox*

Als diagnostische Indikationen zur Anfertigung einer Handröntgenaufnahme wird angesehen:
- *Vor der kieferorthopädischen Behandlung*
  - Bestimmung des richtigen Behandlungszeitpunktes,
  - Aufstellung des Behandlungsplanes,
  - Reihenfolge der Therapieschritte,
  - Abschätzen des Behandlungszeitraumes,
  - Beurteilung der Prognose.
- *Während der kieferorthopädischen Behandlung:*
  - Überprüfung der aktuellen Wachstumssituation,
  - Ermittlung des günstigsten Behandlungszeitpunktes,

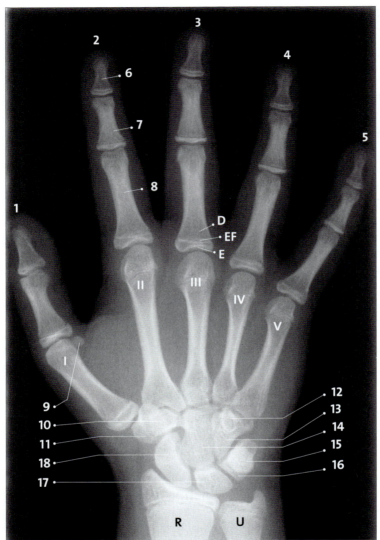

Abb. 6.1: Topografische Anatomie des Handskeletts.
1 = Phalanx I,
2 = Phalanx II,
3 = Phalanx III,
4 = Phalanx IV,
5 = Phalanx V,
6 = Phalanx distalis,
7 = Phalanx medialis,
8 = Phalanx proximalis,
9 = Sesamoid,
10 = Os trapezoideum,
11 = Os trapezium,
12 = Hamulus ossis hamati,
13 = Os hamatum,
14 = Os capitatum,
15 = Os pisiforme,
16 = Os triquetrum,
17 = Os lunatum,
18 = Os scaphoideum,
I = Os metarcapale I,
II = Os metarcapale II,
III = Os metarcapale III,
IV = Os metarcapale IV,
V = Os metarcapale V,
E = Epiphyse,
EF = Epiphysenfuge,
D = Diaphyse,
R = Radius,
U = Ulna

Tab. 6.1: Auswertung einer Handröntgenaufnahme

- Wenn im Rahmen der kieferorthopädischen Therapie Wachstum ausgenutzt werden soll (Bisslagekorrektur, Bisshebung)
- Wenn während oder nach einer kieferorthopädischen Therapie negative wachstumsbedingte Folgen zu befürchten sind (Beurteilung des Restwachstums)
- Wenn eine Abweichung zwischen dem chronologischen und dentalen Alter vorliegt
- Bei Planung einer forcierten Gaumennahterweiterung (Verknöcherung der Sutura palatina bis zum 25. Lebensjahr)
- Bei interdisziplinärer Therapie: kieferorthopädisch-kieferchirurgischen Behandlungsfällen, wenn der operative Eingriff zwischen dem 16. und 20. Lebensjahr durchgeführt werden soll

Tab. 6.2: Verknöcherungsstadien bei der Handröntgenanalyse

1.	PP2=	Epi- und Diaphyse der proximalen Phalanx (PP) des Zeigefingers (2) sind gleich breit	Geringe Wachstumsgeschwindigkeit, vor dem maximalen Längenwachstum
2.	MP3=	Epi- und Diaphyse der medianen Phalanx (MP) des Mittelfingers (3) sind gleich breit	Maximales Längenwachstum bevorstehend
3.	Pisi	sichtbare Verknöcherung des Os pisiforme	
	H1	beginnende Verknöcherung des Hamulus (des Os hamatum)	
	R=	gleiche Breite von Epi- und Diaphyse am Radius	
4.	S	Sichtbare Verknöcherung des Sesamoids am Daumen	
	H2	Verknöcherung des Hamulus (Os hamatum) deutlich abgrenzbar	
5.	MP3cap	Diaphyse der medianen Phalanx des Mittelfingers wird von der Epiphyse umkapselt	Phase des maximalen Längenwachstums
	PP1cap	Diaphyse der medianen Phalanx des Daumens wird von der Epiphyse umkapselt	
	Rcap	Diaphyse des Radius wird von der Epiphyse umkapselt	
6.	DP3u	Epi- und Diaphyse der distalen Phalanx des 3. Fingers sind vereinigt	Maximales Längenwachstum vorbei
7.	PP3u	Epi- und Diaphyse der proximalen Phalanx des 3. Fingers sind vereinigt	
8.	MP3u	Epi- und Diaphyse der medianen Phalanx des 3. Fingers sind vereinigt	Wachstumsmaximum überschritten
9.	Ru	Epi- und Diaphyse am Radius sind vereinigt	Wachstumszunahme abgeschlossen

- Überprüfung der Behandlungsschritte,
- Umstellung der Gerätefolge,
- Bestimmung der Retentionszeit.

Nach dem 16. Lebensjahr:
- Verlängerung der Retentionszeit,
- Bestimmung des OP-Zeitpunktes bei ausgeprägten skelettalen Dysgnathien (z.B. skelettal offener Biss, Distalbiss, Progenie, Laterognathie),
- Korrekturoperationen,
- Implantatversorgung.

Beispiele für Handröntgenaufnahmen zeigen die Abbildungen 6.2 und 6.3:

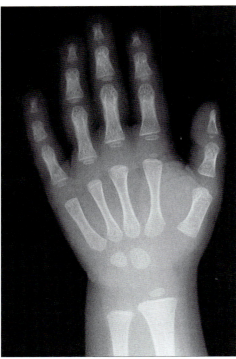

Abb. 6.2: Handröntgenaufnahme eines 4-jährigen Jungen mit noch unvollständigem Handskelett: erkennbar sind die Metakarpalknochen I bis V, beginnende Mineralisation der Handwurzelknochen (Os capitatum und Os hamatum) fehlende Epiphysenausbildung an den Phalangen des 1., 2., 3. und 5. Fingers

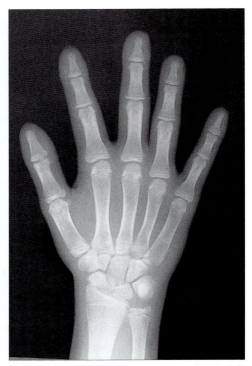

Abb. 6.3: Patientin mit Morbus Down und skelettal verzögertem Wachstum: Reifestadium MP3cap (errechnetes Alter 12,0 Jahre, Tab. 6.2 und 6.6) und chronologisches Alter 16 Jahre

6.2 Handröntgenaufnahme

Abb. 6.4a–d: Schematische Darstellung der Reifestadien des Handskeletts

PP2 =

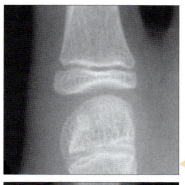

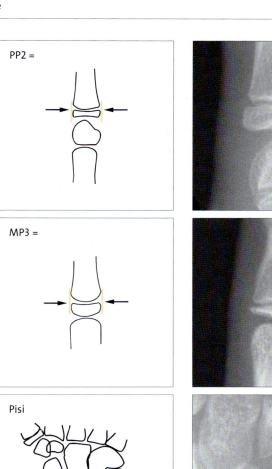

a

MP3 =

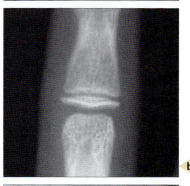

b

Pisi

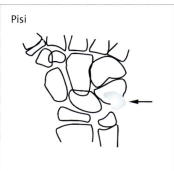

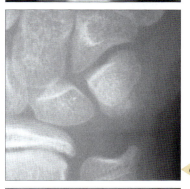

c

H1

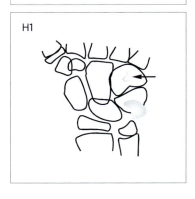

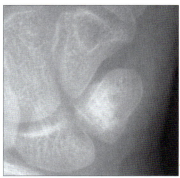

d

Abb. 6.4e–h: Schematische Darstellung der Reifestadien des Handskeletts

R =

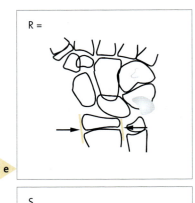
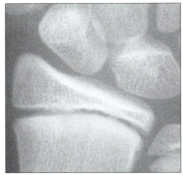

e

S

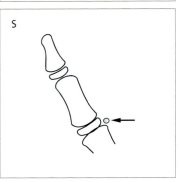
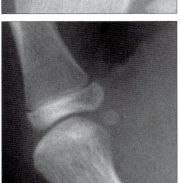

f

H2

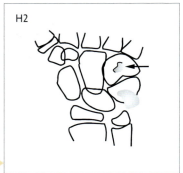
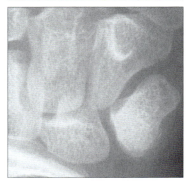

g

MP3 cap

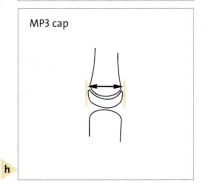
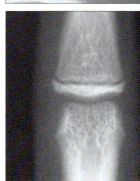

h

Abb. 6.4i–l: Schematische Darstellung der Reifestadien des Handskeletts

PP1 cap
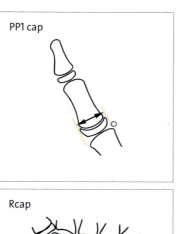
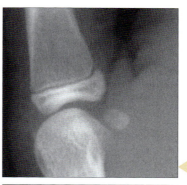

Rcap
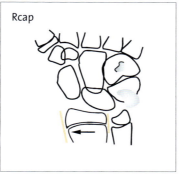
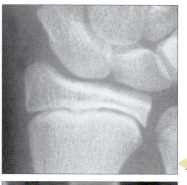

DP3u
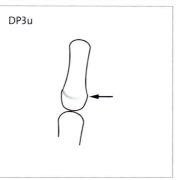
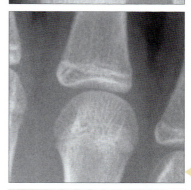

PP3u
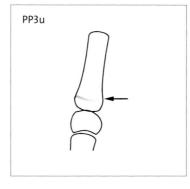
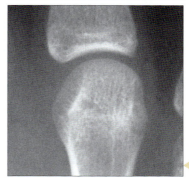

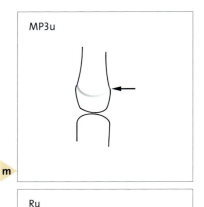
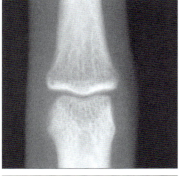
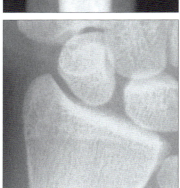

Abb. 6.4m–n: Schematische Darstellung der Reifestadien des Handskeletts

6.3 Wachstumsverlauf

Das Wachstum verläuft in Schüben. Phasen intensiven Längenwachstums und Wachstumspausen wechseln sich ab. Dieses Verhalten lässt sich in einer Grafik verdeutlichen (Abb. 6.5). Die Wachstumsrhythmuskurve nach Björk [17] verdeutlicht den nichtlinearen Ablauf zwischen den verschiedenen Entwicklungsphasen vom Neugeborenen bis zum Erwachsenen.

Mit der *Skelettalterbestimmung* soll der für die kieferorthopädische Therapie wichtige Zeitraum des maximalen puberalen Wachstumsschubes beim jugendlichen Heranwachsenden ermittelt werden (Abb. 6.6, Tab. 6.3).

Die peripuberalen Wachstumsschübe sind geschlechtsabhängig. Die Dauer der Wachstumsprozesse und die Geschwindigkeit sind durch diese geschlechtsabhängigen Variationen bestimmt (Tab. 6.4).

6.3 Wachstumsverlauf

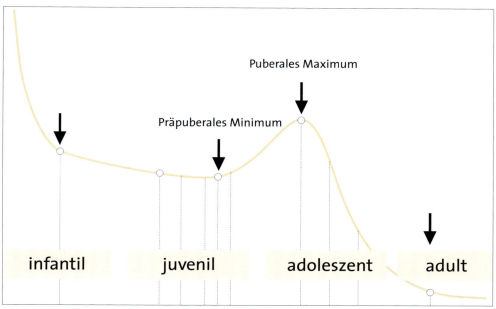

Abb. 6.5: Wachstumsverlauf

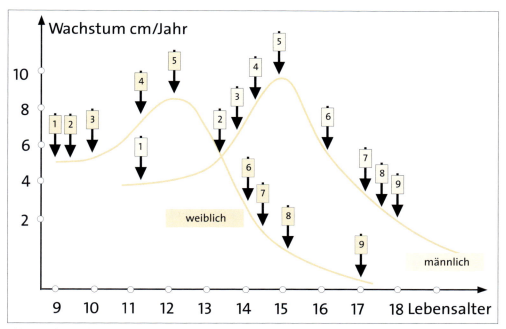

Abb. 6.6: Skelettale Altersbestimmung anhand der 9 Reifestadien des Handskeletts für den Zeitraum 9. bis 18. Lebensjahr für Mädchen und Jungen. Mädchen erreichen die einzelnen Entwicklungsstadien in der Regel 2 Jahre früher als Jungen.

Tab. 6.3: Korrelationstabelle zwischen den Reifestadien des Handskeletts und dem skelettalen Alter für den Zeitraum 9. bis 18. Lebensjahr. Angaben der Durchschnittswerte in Jahren getrennt für Mädchen und Jungen [95]

Reifestadien der Hand									
	1.	2.	3.	4.	5.	6.	7.	8.	9.
	PP2=	MP3=	Pisi H1 R =	S H2	MP3cap PP1 cap Rcap	DP3u	PP3u	MP3u	Ru
männlich	10,6	12,0	12,6	13,0	14,0	15,0	15,9	15,9	18,5
weiblich	8,1	8,1	9,6	10,6	11,0	13,0	13,3	13,9	16,0
Auswertung									
Ergebnis	Datum Röntgenaufnahme			Chronologisches Alter			skelettales Alter		
	verfrüht			altersgerecht			verspätet		

Tab. 6.4: Unterschied des puberalen Wachstumsschubes zwischen Jungen und Mädchen

Puberaler Wachstumsschub	
Mädchen	zwischen 10. und 12. Lebensjahr
Jungen	zwischen 12. und 14. Lebensjahr
Eine Abweichung von ca. 2 Jahren zwischen chronologischem und biologischem Alter ist als Störung im Wachstumsrhythmus zu beurteilen.	

6.4 Wachstumspotenzial, Körpergröße

Die Angaben zum prozentualen Wachstumspotenzial beziehen sich auf das skelettale Alter (Bayley und Pinneau). Die Berechnungsformel dient der Ermittlung der zu erwartenden Endgröße (Tab. 6.5).

6.4 Wachstumspotenzial, Körpergröße

Tab. 6.5: Wachstumspotenzial

Alter	Jungen			Mädchen		
	verfrüht	normal	verzögert	verfrüht	normal	verzögert
6,0			68,0		72,0	73,3
6,6			70,0		73,8	75,1
7,0	67,0	69,5	71,8	71,2	75,7	77,0
7,6	68,5	70,9	73,8	73,2	77,2	78,8
8,0	69,6	72,3	75,6	75,0	79,0	80,4
8,6	70,9	73,9	77,3	77,1	81,0	82,3
9,0	72,0	75,2	78,6	79,0	82,7	84,1
9,6	73,4	76,9	80,0	80,9	84,4	85,8
10,0	74,7	78,4	81,2	82,8	86,2	87,4
10,6	75,8	79,5	81,9	85,6	88,4	89,6
11,0	76,7	80,4	82,3	88,3	90,6	91,8
11,6	78,6	81,8	83,2	89,1	91,4	92,6
12,0	80,9	83,4	84,5	90,1	92,2	93,2
12,6	82,8	85,3	86,0	92,4	94,1	94,9
13,0	85,0	87,6	88,0	94,5	95,8	96,4
13,6	87,5	90,2		96,2	97,4	97,7
14,0	90,5	92,7		97,2	98,0	98,3
14,6	93,0	94,8		98,0	98,6	98,9
15,0	95,8	96,8		98,6	99,0	99,4
15,6	97,1	97,6		99,0	99,3	99,6
16,0	98,0	98,2		99,3	99,6	99,8
16,6	98,5	98,7		99,5	99,7	99,9
17,0	99,0	99,1		99,8	99,9	100,0
17,6		99,4		99,95	99,95	
18,0		99,6			100,0	
18,6		100,0				

Auswertung

$$\text{voraussichtliche Endgröße} = \frac{\text{Körpergröße [cm]}}{\%} \cdot 100\%$$

7 Fotostat- und Profilanalyse

7.1 Einführung

Die Profil- und Fotostatanalyse in der Kieferorthopädie dient der prätherapeutischen und posttherapeutischen Analyse des *Erscheinungsbildes des Patienten*. Die Einbeziehung des Gesichts in die Gesamtuntersuchung lässt potenzielle kieferorthopädisch oder chirurgisch bedingte Unausgewogenheiten vermeiden und beeinflusst die Diagnose, Behandlungsplanung, Therapie und schließlich die Qualität des Behandlungsergebnisses.

Das Kamerasystem sollte technisch Maßstäbe zwischen 2:1 (Vergrößerung z.B. von Ausschnitten wie Frontzahnstufe frontal und lateral, Intraoralaufnahmen), 1:1 für Profilabbildungen und Verkleinerungsmaßstäbe bis 1:4 ermöglichen. Wichtig sind neben einer *reproduzierbaren Orientierung* des sitzenden Patienten konstante *Abbildungsmaßstäbe*, um Vergleichsmessungen am Patientenfoto durchführen zu können.

Digitale Spiegelreflexkameras mit optisch hochwertigen Makroobjektiven mit einer Brennweite von idealerweise ca. 100 mm und speziellen Ringblitzsystemen werden den Anforderungen am besten gerecht (Abb. 7.1). Zudem liegt das Bild gleich digital vor und kann direkt in einem Analyseprogramm ausgewertet werden.

Bei Prints sollte das fertige Bild mindestens ein Format von 9 × 13 cm haben, damit die Einzeichnung der Hilfslinien möglich ist. Dabei ist es unerheblich, ob die Fotos farbig oder schwarz-weiß vorliegen.

In der Regel werden in der kieferorthopädischen Praxis eine seitliche Profilaufnahme (en lateral) und ein Frontalbild (en face) angefertigt (Abb. 7.2). Zusätzlich können zur Beurteilung der Lachlinie spezielle Frontalaufnahmen, eine halblaterale Profilaufnahme und für einen Symmetrievergleich die kontralaterale Seite des Gesichtes abgebildet werden. Die Aufnahmen erfolgen in natürlicher Kopfhaltung, in zentrischer Relation und bei entspannter Lippenstellung.

Neben den extraoralen Einstellungen gibt es zur Bilddokumentation der Gebisssituation und Okklusionsverhältnisse eine Vielzahl intraoraler Einstellungen, wie z.B. die Ober- und Unterkieferaufbissaufnahme und die Aufnahmen der Zahnreihen in Okklusion von frontal und lateral.

Bei der Profilaufnahme steht die Kamera parallel zur Körpermedianen. Der Kopf wird nach der Frankfurter Horizontalen orientiert, die Augen sind ungezwungen geöffnet und blicken geradeaus, die Ohrmuscheln

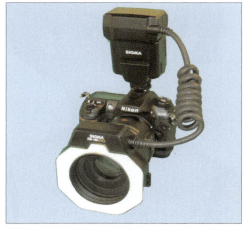

Abb. 7.1: Digitale Spiegelreflexkamera mit Makroobjektiv 105 mm und Sigma Ringblitz

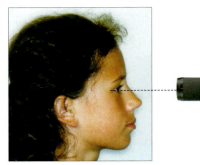
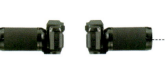
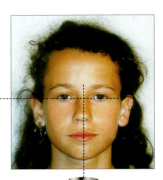

Abb. 7.2: Darstellung der Kameraposition bei der Profilaufnahme

sollten unbedeckt sein (Symmetrievergleich, Gehöreingangspunkt).

Bei der Frontalaufnahme steht die Kamera ebenfalls parallel zur Frontalebene des Kopfes in Höhe der Augenpartie des Patienten.

Den empfohlenen Fotostatus zur kieferorthopädischen Diagnostik zeigen die Abbildungen 7.3 bis 7.10.

Für die technische Anfertigung der Profil- und Enface-Aufnahmen bestehen verschiedene Möglichkeiten:

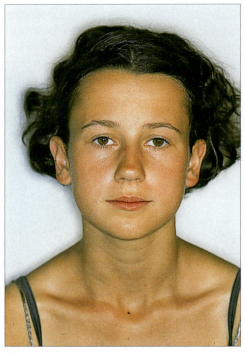

Abb. 7.3: Enface-Foto

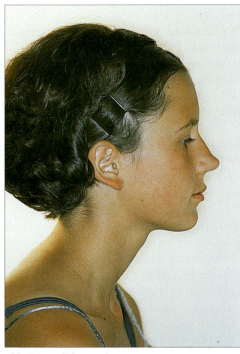

Abb. 7.4: Profilfoto rechts

7.1 Einführung

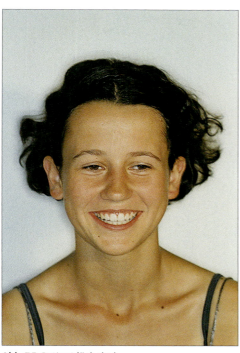

Abb. 7.5: Patient lächelnd

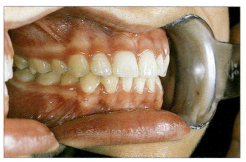

Abb. 7.8: Intraoral rechts

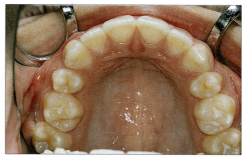

Abb. 7.6: Oberkiefer-Aufbiss-Aufnahme

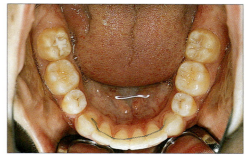

Abb. 7.7: Unterkiefer-Aufbiss-Aufnahme

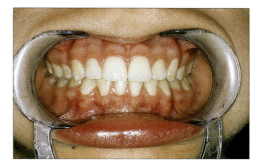

Abb. 7.9: Intraoral frontal

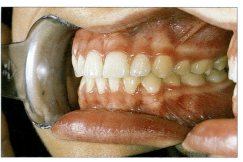

Abb. 7.10: Intraoral links

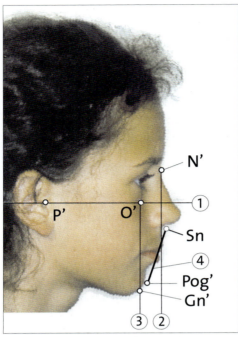
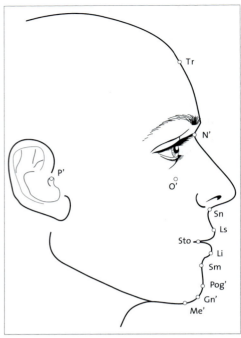

Abb. 7.11: Fotostatanalyse nach A. M. Schwarz. Darstellung der drei Bezugsebenen und der Mundtangente T. 1 = Augen-Ohr-Ebene (Frankfurter Horizontale, H-Linie = Linie zwischen Hautporion P' und Orbitalpunkt O'), 2 = Perpendiculare nasale nach Dreyfuss (Senkrechte im Punkt N' auf H-Linie), 3 = Perpendiculare orbitale nach Simon (Senkrechte im Punkt O' auf H-Linie), 4 = Mundtangente T [101–104]

Abb. 7.12: Definierte Weichteilpunkte zur Fotostatanalyse des Gesichts

Tab. 7.1: Bezugspunkte der Fotostatanalyse

Bezugspunkt	Abk.	Definition
Trichion	Tr	Haaransatz (sehr variabel)
Nasion	N'	Tiefste Einziehung zwischen Stirn und Nase
Orbitale	O'	Augpunkt Lidspaltbreite unterhalb der Pupille des geöffneten geradeaus blickenden Auges
Porion	P'	Oberster Punkt des Gehöreingangs
Subnasale	Sn	Übergang Nasensteg zur Oberlippe
Labrale superius	Ls	Oberlippenkante (Übergang Lippenrot zu Lippenweiß)
Stomion	Sto	Mitte der Mundspalte
Labrale inferius	Li	Unterlippenkante (Übergang Lippenrot zu Lippenweiß)
Submentale	Sm	Tiefste Einziehung des Weichteilkinns
Pogonion	Pog'	Vorderster Punkt des Weichteilkinns
Gnathion	Gn'	Unterster und vorderster Punkt des Weichteilkinns
Menton	Me'	Kaudalster Punkt des Weichteilkinns

- Anfertigung der frontalen und lateralen Aufnahme mit einer Kamera und zwei verschiedenen Einstellungen des Patienten [107],
- Anfertigung zweier Aufnahmen mit einer Kamera bei einer Patienteneinstellung durch die Verwendung eines Spiegelverfahrens [103],
- gleichzeitige Anfertigung der Lateral- und der Frontalaufnahme durch Verwendung von zwei Kameras [29].

7.2 Fotostatanalyse nach A. M. Schwarz

Bei der Beurteilung des Gesichtsprofils nach A. M. Schwarz [101–104] werden definierte Punkte und Linien verwendet. Die Auswertungen basieren auf der Konstruktion von drei Bezugsebenen und der Mundtangente T (Abb. 7.11 und 7.12).

7.2.1 Kieferprofilfeld

Das Kieferprofilfeld wird gebildet durch die Frankfurter Horizontale (H-Linie), die Perpendiculare orbitale (Po) und die Perpendiculare nasale (Pn). Die Normbreite des Kieferprofilfeldes (KPF) beträgt bei Kindern 13–14 mm und bei Erwachsenen 15–17 mm.

Die H-Linie ist definiert als Horizontale durch Orbitale und Porion. Die Perpendiculare orbitale (Orbitalsenkrechte, Po-Senkrechte) ist die Senkrechte auf der H-Linie im Orbital-Punkt. Die Perpendiculare nasale ist die Senkrechte vom Hautnasion auf die H-Linie (Abb. 7.13).

7.2.2 Profilklassifikation nach A. M. Schwarz

A. M. Schwarz [101–104] definierte das Mittelwertgesicht wie folgt (Abb. 7.14): Bei einem geraden Durchschnittsgesicht (ideales Mittelwertgesicht oder Biometgesicht) berührt der Subnasalpunkt die Nasionsenkrechte (Pn). Die Oberlippe berührt im Punkt Ls ebenfalls diese Linie. Die Unterlippe steht $1/3$ der KPF-Breite hinter der Pn-Senkrechten. Der Weichteilkinnpunkt (Pog') befindet sich in der Mitte des Kieferprofilfeldes (KPF) und der kaudalste Kinnpunkt (Hautgnathion Gn') auf der Orbitalsenkrechten (Po).

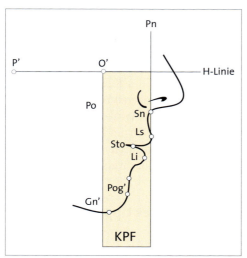

Abb. 7.13: Schematische Darstellung des Kieferprofilfeldes

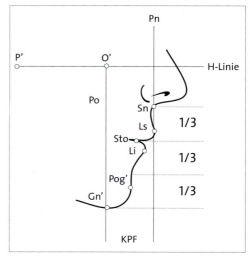

Abb. 7.14: Schematische Darstellung der Mittelwertgesichtes nach A. M. Schwarz [101–104]

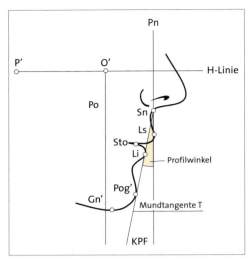

Abb. 7.15: Schematische Darstellung der Mundtangente und des Profilwinkels nach A. M. Schwarz [101–104]

Die Mundtangente T verläuft durch das Subnasale (Sn) und Pogonion (Pog'), halbiert das Oberlippenrot und berührt die Unterlippe im Punkt Li (Abb. 7.15). Sie bildet mit der Pn-Senkrechten den Profilwinkel (T-Winkel, Normwert 10°).

7.2.3 Profilvarianten nach der Klassifikation nach A. M. Schwarz

A. M. Schwarz hat neun mögliche Varianten des Profilverlaufs definiert (Abb. 7.16a–i). Je nach Lage des Subnasale Sn zur Pn-Senkrechten handelt es sich um ein Vor-, Durchschnitts- oder Rückgesicht:
- Durchschnittsgesicht = Sn liegt auf der Nasionsenkrechten,
- Vorgesicht = Sn liegt vor der Nasionsenkrechten,
- Rückgesicht = Sn liegt hinter der Nasionsenkrechten.

Bei einem geraden Vor- oder Rückgesicht ist der Kinnpunkt Pog' in gleichem Umfang wie der Subnasalpunkt verschoben. Bei jedem dieser drei o. g. Profiltypen werden in Abhängigkeit von der Lageänderung des Weichteilpogonions in Bezug zum Subnasale zwei weitere Typen unterschieden: *„nach vorne"* bzw. *„nach hinten"* schief.

7.2.4 Lippenprofilanalyse nach A. M. Schwarz

Bei einem Mittelwertgesicht wird die Oberlippe von der Mundtangente halbiert. Die Unterlippe berührt die Tangente und bildet mit der Pn-Senkrechten (Perpendiculare nasale) einen Winkel von 10° (Abb. 7.17) [101–104].

7.3 Beurteilung der Profilkurvatur

Bei der Beurteilung der Profilkurvatur wird die Neigung zwischen den folgenden Bezugslinien analysiert:
- Verbindung zwischen Stirn und Oberlippenkante,
- Verbindung zwischen Oberlippenkante und Weichteilpogonion.

Entsprechend werden drei Profiltypen unterschieden (Abb. 7.18 a–c):
1. gerades Profil: beide Bezugslinien bilden annähernd eine Gerade,
2. konvexes Profil: Winkelbildung zwischen den Bezugslinien im Sinne einer relativen Retroposition des Kinnpunkts (= nach posterior divergierend),
3. konkaves Profil: Winkelbildung zwischen den Bezugslinien im Sinne einer relativen Ventralposition des Kinnpunkts (= nach anterior divergierend)

7.4 Analyse des Lippenprofils nach Ricketts

Ricketts [91] verwendet als Bezugslinie eine Tangente an Nasenspitze und Kinn, die so

7.4 Analyse des Lippenprofils nach Ricketts

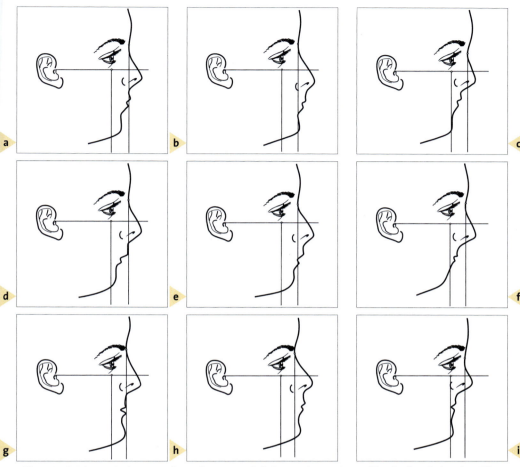

Abb. 7.16a–i: Schematische Darstellung der neun möglichen Varianten im Profilverlauf nach der Klassifikation von A. M. Schwarz [101–104]: **a)** Durchschnittsgesicht gerade **b)** Vorgesicht gerade **c)** Rückgesicht gerade **d)** Durchschnittsgesicht nach hinten schief **e)** Vorgesicht nach hinten schief **f)** Rückgesicht nach hinten schief **g)** Durchschnittsgesicht nach vorne schief **h)** Vorgesicht nach vorne schief **i)** Rückgesicht nach vorne schief

genannte Ästhetik-Linie (esthetic line, E-Linie) [91].

Beim Erwachsenen sollen die Lippen hinter der Ästhetik-Linie liegen, die Unterlippe soll etwas vor der Oberlippe in Relation zur Bezugslinie stehen. Im Milchgebiss liegen die Lippen prominenter vor der Ästhetik-Linie, und im Wechselgebiss liegen sie vor oder auf der Ästhetik-Linie (Abb. 7.19a–c und 7.20a–c).

Mundprofil-Analyse nach Ricketts:
- Vorderste Kontur der Unterlippe zur Ästhetik-Linie etwa –2 mm im Alter von 8,5 Jahren.
- Der Minuswert nimmt um ca. 0,2 mm/Jahr zu.
- Weichteilbalance zwischen Lippen und Profil ist entscheidend für die Therapie.
- Eine Anteposition bzw. Anteinklination der Inzisivi bewirkt eine Unterlippen-Protrusion und damit Pluswerte.

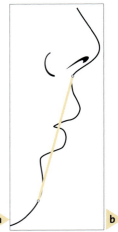 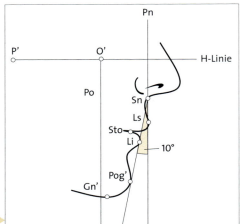 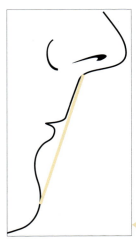

Abb. 7.17a–c: Schematische Darstellung der Analyse des Lippenprofils nach A. M. Schwarz: **a)** Positive Ober- und Unterlippe, **b)** Schematische Darstellung der Analyse, **c)** negative Ober- und Unterlippe [101–104]

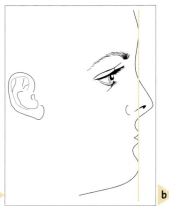 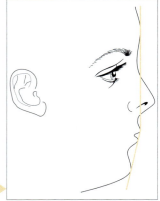 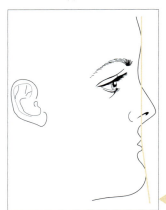

Abb. 7.18a–c: Profilkurvatur schematisch: **a)** gerades Profil, **b)** konvexes Profil, **c)** konkaves Profil

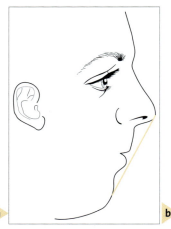 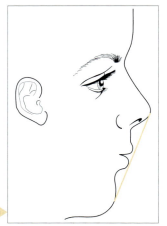 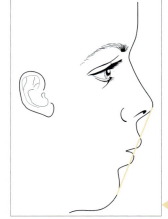

Abb. 7.19a–c: Schematische Darstellung des Lippenprofiltyps nach Ricketts: **a)** retrusives Lippenprofil, **b)** ideales Lippenprofil, **c)** protrusives Lippenprofil [91]

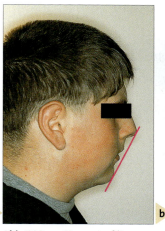 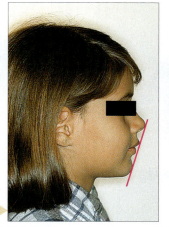 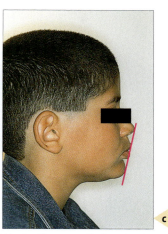

Abb. 7.20a–c: Lippenprofiltypen nach Ricketts: **a)** retrusives Lippenprofil, **b)** ideales Lippenprofil, **c)** protrusives Lippenprofil [91]

7.5 Analyse des Lippenprofils nach Korkhaus

Korkhaus [68] unterscheidet verschiedene Varianten des Lippenprofils. Er unterteilt in eine positive und eine stark negative Lippentreppe. Eine positive Lippentreppe liegt vor, wenn die Unterlippe vor der Oberlippe, eine negative Lippentreppe, wenn die Unterlippe deutlich hinter der Oberlippe liegt. Als Normalbefund gilt eine leicht negative Lippentreppe (Abb. 7.21 bis 7.25).

7.6 Proportionen im Gesamtprofil

Das Aufstellen so genannter idealer fazialer Proportionen ist eine der ältesten ästhetischen Fragestellungen. Zur Beurteilung eines Durchschnittsgesichts dienen die idealen Proportionen als Grundnormen. Bei einem harmonischen Gesicht sind das Stirndrittel (Tr-N'), das Nasendrittel (N'-Sn) und das Kieferdrittel (Sn-Gn') annähernd gleich groß. Das Kieferdrittel kann eher etwas zu groß als zu klein sein (Abb. 7.26).

Ähnliche Proportionen sind im Bereich der vorderen Gesichtshöhe zu finden (Abb.

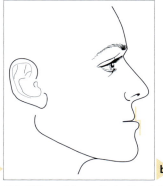 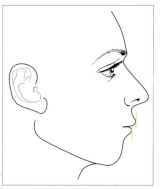 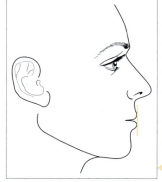

Abb. 7.21a–c: Schematische Darstellung verschiedener Varianten der Lippentreppe nach Korkhaus (modifiziert): **a)** positive Lippentreppe (Klasse III-Profil), **b)** stark negative Lippentreppe (Klasse II-Profil), **c)** fehlende Lippentreppe [68]

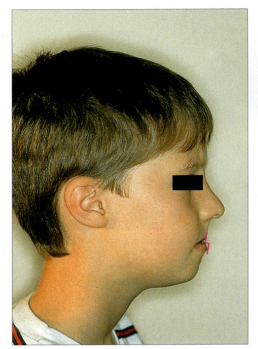

Abb. 7.22: Positive Lippentreppe

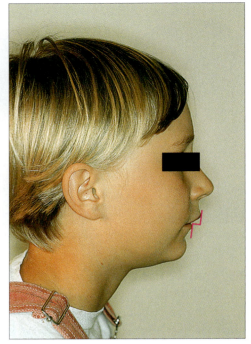

Abb. 7.23: Negative Lippentreppe

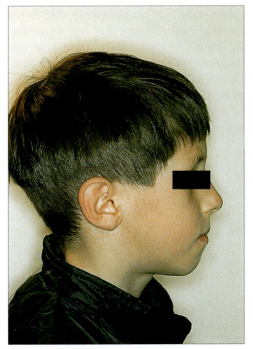

Abb. 7.24: Schmale Lippenkontur, bedingt durch zwanghaften Mundschluss, lange Ober- und Unterlippe

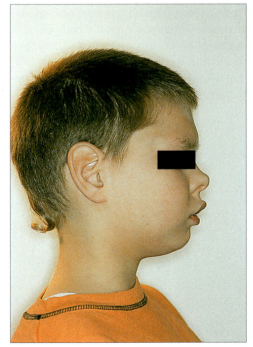

Abb. 7.25: Insuffizienter Mundschluss mit hypotoner und kurzer Oberlippe

7.7 „Goldener Schnitt"

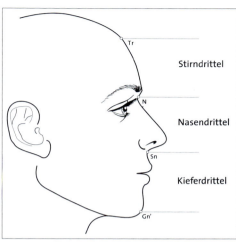

Abb. 7.26: Schematische Darstellung der idealen Proportionen des Gesichts

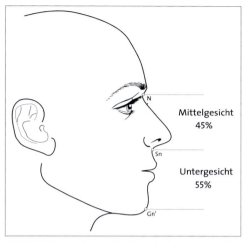

Abb. 7.27: Proportionen im Bereich der vorderen Gesichtshöhe N'-Gn'

7.27). Das Mittelgesicht steht zum Untergesicht in einem Verhältnis von 45% zu 55% (Abb. 7.27).

Die vertikale Nasenlänge steht zur Gesichtshöhe in einem Verhältnis von 1 : 3. Die horizontale Nasenlänge verhält sich zur vertikalen Nasenlänge wie 1 : 2 (Abb. 7.28).

7.7 „Goldener Schnitt"

Die Profilpunkte Tr, N', Sn, Sto und Gn' stehen bezüglich ihrer Abstände voneinander in dem proportionalen Verhältnis des „goldenen Schnittes" (Abb. 7.29). Der goldene Schnitt ist die Teilung einer Linie in einem Verhältnis, so dass sich der kleinere Teil dieser Linie zum größeren verhält wie der größere zur ganzen Linie.

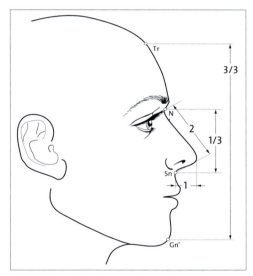

Abb. 7.28: Verhältnis der vertikalen Nasenlänge zur Gesichtshöhe und zur horizontalen Nasenlänge

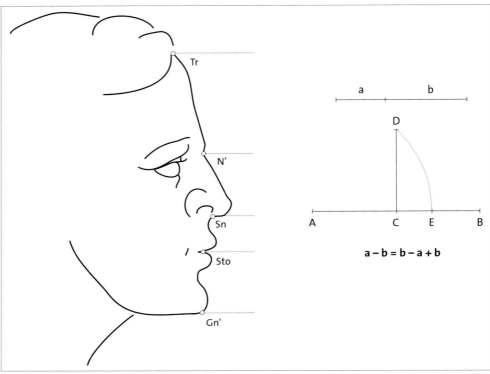

Abb. 7.29: Der „goldene Schnitt", auf das Profil übertragen: Zunächst wird die Linie C–B auf das Doppelte verlängert (= Strecke AC). Anschließend zeichnet man eine Linie C–D im Punkt C, die die Länge C–B hat, und überträgt mit einem Zirkel die Hypothenuse A–D auf die Linie C–B, welche diese im Punkt E schneidet

7.8 Profilkonvexität nach Subtelny

Subtelny unterscheidet bei seinen Analysen ein skelettales Profil, ein Weichteilprofil und das Gesamtprofil (Abb. 7.30a–c) [116–117]:
- Skelettales Profil = 180° Winkel: Nasion-A-Punkt–Pogonion. Die Konvexität nimmt mit dem Alter ab.
- Weichteilprofil = 170° Winkel: Nasion-Subnasale–Pogonion. Der Wert bleibt relativ konstant.
- Gesamtprofil = 150°–160° Winkel: Nasion-Nasenspitze-Pogonion. Die Konvexität wird im Alter stärker.

7.9 Null-Meridian nach Gonzales-Ulloa

Durch die Null-Meridian-(Zero-Meridian)-Methode kann das Gesicht einer Knochen- und/oder Weichteil-Analyse unterzogen werden. In einem ästhetisch harmonischen Gesicht liegt der Punkt Pog' (im Fernröntgenseitenbild der Punkt Pog) auf oder nur minimal von der Gonzales-Ulloa-Senkrechten (Senkrechte zur Frankfurter Horizontalen im Punkt N') entfernt (Abb. 7.31) [in 42].

7.9 Null-Meridian nach Gonzales-Ulloa

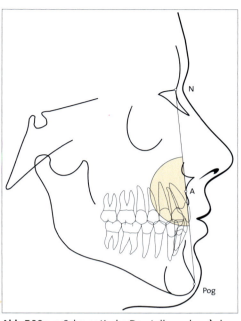
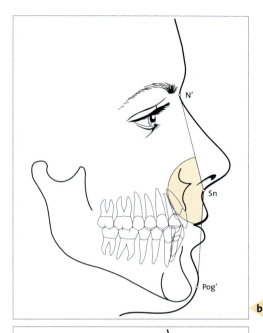
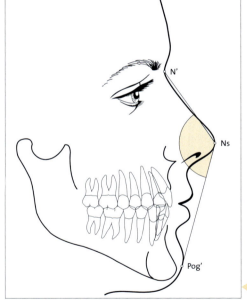

Abb. 7.30a–c: Schematische Darstellung des **a)** skelettalen Profils, **b)** Weichteilprofils, **c)** Gesamtprofils

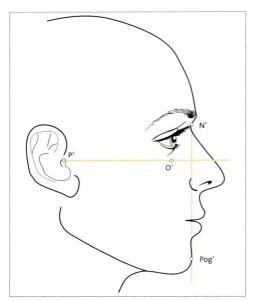

Abb. 7.31: Gonzales-Ulloa-Senkrechte [in 42]

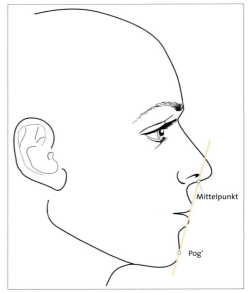

Abb. 7.32: Ästhetische Ebene nach Steiner [111–113]

7.10 Ästhetische Ebene nach Steiner

Diese Ebene wird durch die Mitte des „S-förmigen" Verlaufs, welcher von der ventralen Begrenzung des Nasenstegs und der Oberlippe gebildet wird, und das Hautpogonion gelegt.

Die Lippen sollen in einem ästhetischen Gesicht mit dieser Steiner-Linie zusammenfallen.

Liegen die Lippen hinter der Linie, ist das Lippenprofil zu flach, liegen sie davor erscheint das Profil zu protrusiv (Abb. 7.32) [111–113].

7.11 Profilanalyse nach Holdaway

Die Holdaway-Linie ist die Verbindungslinie zwischen Hautpogonion und dem Oberlippen-Punkt OL. Die Verlängerung schneidet kranial die Nasenspitze und bildet kaudal mit der Verlängerung der NB-Linie den Holdaway-Winkel. Dieser ist Ausdruck der relativen Prominenz der Oberlippe in Bezug auf die Neigung des Gesichtsskeletts und ist vom ANB-Winkel abhängig (ANB = 1°–3°). Der H-Winkel liegt bei einem regelrechten ANB-Winkel und nach dem 13. Lebensjahr zwischen 7° und 9°. Beide Lippen sollten dann die Profillinie berühren. Die Nasenspitze liegt 9 mm von der Profillinie entfernt (Abb. 7.33) [60].

7.12 Profilanalyse nach Legan und Burstone

Nach Legan und Burstone beträgt das Verhältnis Glabella-Punkt (G) – Subnasale (Sn) und Subnasale – Menton (Me) 1:1. Die Relation Subnasale – Stomion (Sto) und Stomion – Menton beträgt 1:2 und das Verhältnis zwischen Subnasale – Unterlippenrot (LL) und Unterlippenrot – Menton 1:1. Beim männlichen Geschlecht ist das Untergesicht etwas vergrößert (55%). Der Profilwinkel (G'-Sn-Pg') beträgt 168,7° ±4°, der Nasolabialwinkel (C-Sn-UL) 73,8° ±8° (Abb. 7.34 bis 7.36) [in 42].

7.12 Profilanalyse nach Legan und Bustone

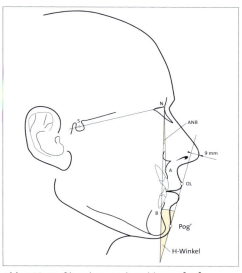

Abb. 7.33: Profilanalyse nach Holdaway [60]

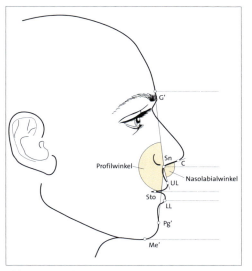

Abb. 7.34: Profilanalyse nach Legan und Burstone [in 42]

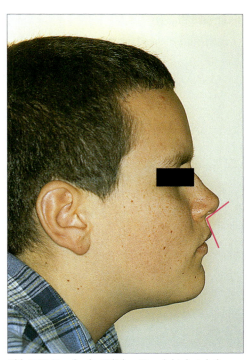

Abb. 7.35: Durchschnittlicher Nasolabialwinkel

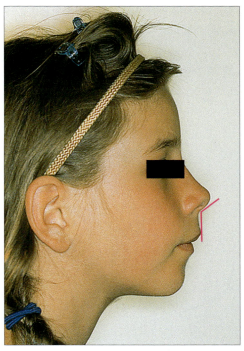

Abb. 7.36: Vergrößerter Nasolabialwinkel

7.13 Konturbeschreibung im Profil

Neben definierten Winkel- und Streckenmessungen können faziale Konturen in ihrer Form und Ausprägung umschrieben werden (subjektive Bewertung, Tab. 7.2). Die Analyse dieser Profilumschreibung erfolgt bei natürlicher Kopfhaltung, zentrischer Relation und bei entspannter Lippenhaltung (Abb. 7.37).

7.14 Enface-Analyse und Gesichtssymmetrie

Die Analyse des Enface-Bildes dient der Feststellung größerer Disproportionen und Asymmetrien des Gesichts in der Median-Sagittal-Ebene und in der Horizontalebene.

Zur Beschreibung werden vertikale und horizontale Bezugsebenen verwendet (Abb.

Tab. 7.2: Subjektive Beschreibung fazialer Gesichtskonturen

Faziale Kontur	Subjektive Beschreibung
Stirn	hoch, flach, gewölbt, fliehend, steil
Nasenwurzel	tief (gewinkelt, abgesetzt), flach, gerade
Nasenrücken	konvex, gewellt, konkav, gerade
Nasenspitze	spitz, rund, abgesetzt, nicht abgesetzt (vom Nasenrücken)
Nasolabialfalte	leicht gewinkelt (flach), stark gewinkelt (akzentuiert)
Lippen	schmal (dünn), dick (massig), positive oder negative Lippentreppe, kurz, lang
Supramentalfalte	leicht gewinkelt (flach), stark gewinkelt (akzentuiert)
Kinn	spitz, rund, flach, prominent (stark ausgeprägt), fliehend (nicht oder wenig ausgeprägt)
Mundboden	gerade, tief

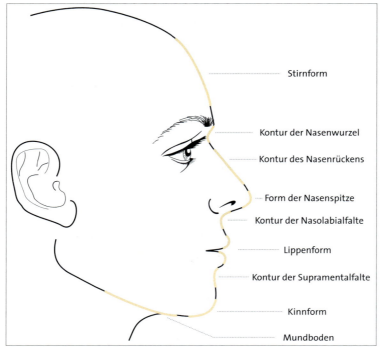

Abb. 7.37: Faziale Konturen im Profilbild

7.14 Enface-Analyse und Gesichtssymmetrie

7.38), die als Referenzlinien für die Analyse im Frontalbild dienen. Durch den Vergleich der entstehenden Gesichtsfelder ist ein Symmetrievergleich möglich. Physiologischerweise besteht bei jedem Gesicht ein gewisser Grad an Rechts-Links-Asymmetrie (Abb. 7.39 bis 7.44).

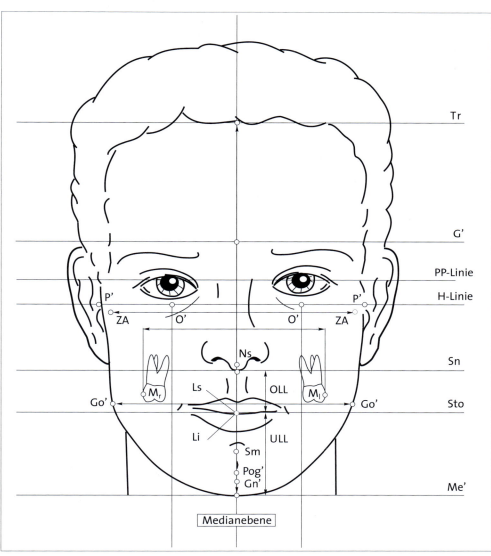

Abb. 7.38: Bezugspunkte und -ebenen für den Symmetrievergleich im Frontalbild. Körpermedianebene: Strecke Tr–Me' (Trichion–Menton); Pupillensenkrechte: Lot im Orbitalpunkt O'; Gesichtsbreite: obere Breite ZA–ZA (ZA: Wangenknochenprominenz), untere Go'–Go' (Go': Gonion); Gesichtshöhe: Tr–Me'; PP-Linie: Bipupillarlinie; H-Linie: Frankfurter Horizontale, G': Glabella-Punkt; Ns: Nasenspitze; Sn: Subnasale; Sto: Stomion; Ls: Labrale superius (Oberlippenpunkt); Li: Labrale inferius (Unterlippenpunkt); Sm: Submentale; Pog': Pogonion; Gn': Gnathion, Me': Menton, OLL: Oberlippenlänge; ULL: Unterlippenlänge; Izard-Index: Verhältnis Schädelbreite zu Kieferbreite 2:1 (Schädelbreite ZA–ZA, Kieferbreite ist Abstand der Bukkalflächen Mr–Ml (bis zum 12. Lj. der 6-Jahrmolaren, bis zum 18. Lj. der 12-Jahrmolaren und nach dem 18. Lj. der Weisheitszähne, Messung der Punkte ZA unter Subtraktion von 5 bis 7 mm/Seite wegen der Weichteildicke, ohne Subtraktion in der p.a.-Aufnahme des Schädels)

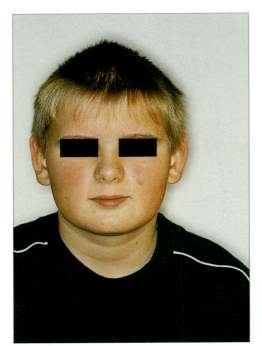

Abb. 7.39: Breitgesicht mit großer Jochbogenbreite und verhältnismäßig geringer Gesichtshöhe (hypereuryprosoper Gesichtstyp)

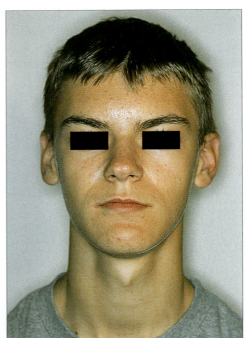

Abb. 7.40: Langgesicht mit geringer Entwicklung der Jochbogenbreite und großer Gesichtshöhe (leptoprosoper Gesichtstyp)

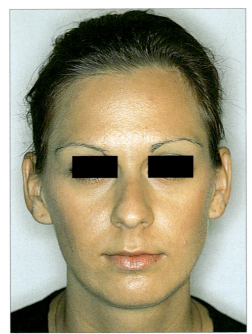

Abb. 7.41: Symmetrisch und gleichmäßig proportioniertes Gesicht

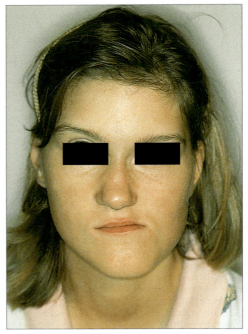

Abb. 7.42: Ausgeprägte Gesichtsasymmetrie mit Abweichung des Untergesichts nach links

7.14 Enface-Analyse und Gesichtssymmetrie

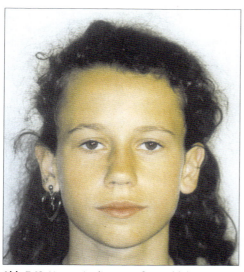

Abb. 7.43: Unmanipuliertes Enface-Bild der Patientin

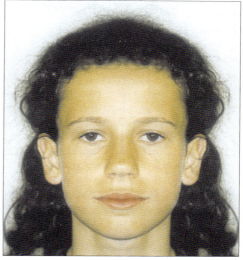

Abb. 7.44: Zur Darstellung der physiologischen Rechts-Links-Asymmetrie wurde die linke Gesichtshälfte gespiegelt und die rechte Gesichtshälfte entfernt. Der visuelle Eindruck vermittelt ein etwas breiteres Gesicht, obwohl die Breite nahezu identisch ist

Literaturverzeichnis

[1] Ackermann JL, Proffit WB, Preventive and interceptive orthodontics: a strong theory proves weak in practice. Angle Orthod 50, 75 (1980)

[2] Ackerman JL, Ackerman AL, Ackerman AB, Taurodont, pyramidal and fused molar roots associated with other anomalies in a kindred. Am J Phys Anthropol 38, 681 (1973)

[3] Ackermann JL, Sager CR, DelPriore RC, Bramante MA, A controlled light continuous force technique. Am J Orthod 56, 233 (1969)

[4] Adler P, In: Harndt E, Weyers H (Hrsg.), Zahn-, Mund- und Kieferheilkunde im Kindesalter. Quintessenz, Berlin 1967

[5] Andrews LF, The six keys to normal occlusion. Am J Orthodont 62, 296 (1972)

[6] Angle EH, Behandlung der Okklusionsanomalien der Zähne. 7. Auflage, Deutsche Übersetzung von J. Grünberg, redigiert von A. Oppenheim, H. Meusser, Berlin 1908

[7] Angle EH, Treatment of malocclusion of the teeth and fractures of the maxillae. Angle's system. S.S. White Dental Manufacturing Co., Philadelphia 1900

[8] Angle EH, Classification of malocclusion. Dental Cosmos 41, 148–264; 350–157 (1899)

[9] Baugut G, Tabellen für die Praxis der Kieferorthopädie. Hanser, München 1983

[10] Baume LJ, Developmental and diagnostic aspects of the primary dentition. Int Dent J 9, 349–366 (1959)

[11] Baume LJ, Über die vier Entwicklungsvarianten des regelrechten Schlussbisses. Dtsch Zahn-, Mund- und Kieferheilk 31, 33–42 (1959)

[12] Baume LJ, Preventive orthodontics: Early symptoms of malocclusion. Australian J Dentistry 57, 268–176 (1953)

[13] Baume LJ, Physiological tooth migration and ist significance for the development of occlusion. J Dent Res 29, 123–132; 331–348; 440–447 (1950)

[14] Berendonk I, Die Relation zwischen Schneidezahn- und seitlichen Ersatzzahnbreiten. Med Diss Mainz 1965

[15] Björk A, Skieller V, Normal and abnormal growth of the mandible. A synthesis of longitudinal cephalometric implant studies over a period of 25 years. Eur J Orthod 5, 1–46 (1983)

[16] Björk A, Skieller V, Growth of the maxilla in three dimensions as revealed radiographically by the implant method, Br J Orthod 4, 53 (1977)

[17] Björk A, Timing of interceptice orthodontic measures based on stages of maturation. Trans Europ orthod Soc p 61 (1972)

[18] Björk A, Skieller V, Facial development and tooth eruption. An implant study at the age of puberty. Am J Orthod 6, 339 (1972)

[19] Björk A, Prediction of mandibular growth rotation. Am J Orthodont 55, 585 (1969)

[20] Björk A, Sutural growth of the upper face studied by the implant method. Transactions Europ Orthod Soc, 40. Kongress Athen, 49–65 (1964)

[21] Björk A, The face in profile. Svensk Tandläk-T 40, Suppl 5B (1947)

[22] Bolton WA, The clinical application of a tooth-size analysis. Am J Orthod 48, 504–529 (1962)

[23] Bolton WA, Disharmony in tooth size and its relation to the analysis and treatment of malocclusion. Angle Orthod 28, 113–130 (1958)

[24] Broadbent H, Golden W, Bolton Standards of Dentofacial Developmental Growth. Mosby, St. Louis 1975

[25] Broadbent BH, The face of the normal child, Angle Orthod 7, 183 (1937)

[26] Brune K, Die Brauchbarkeit von Zahnbogenindizes in der Kieferorthopädie. Zahnärztl Prax 17, 79 (1966)

[27] Burstone CJ, Lip posture and its significance in treatment planning. Am J Orthodont 53, 262 (1967)

[28] Dausch-Neumann D, Stangenberg W, Der „Tübinger" Index für das Milchgebiss.

Zahn-, Mund- und Kieferheilk 76, 374–379 (1988)

[29] Dausch-Neumann D, Kieferorthopädie. In: Schwenzer N (Hrsg.): Zahn-Mund-Kieferheilkunde, Band 5, G. Thieme, Stuttgart–New York 1987

[30] Dausch-Neumann D, Der frontale Engstand im Milchgebiss. Fortschr Kieferorthop 41, 87–100 (1980)

[31] Demirjian A, Goldstein H, Tanner JM, A new system of dental age assessment. Hum Biol 45, 211 (1973)

[31a] Praxis der Zahnheilkunde. Kieferorthopädie I. Hrsg. P. Diedrich, 4. Auflage 2000, Urban & Fischer Verlag München, Jena

[32] Droschl H, Göller J, Sager K, Über die Anwendung der Wahrscheinlichkeitstafeln (probality charts) von Moyers. Inform Orthodont Kieferorthop 9, 241 (1977)

[33] Duterloo H, Atlas der Gebissentwicklung: Kieferorthopädische Befunde und Diagnostik anhand von Panorama-Schichtaufnahmen. Schlüter, Hannover 1992

[34] Duterloo HS, Bierman MWJ, Structural changes in alveolar bone during the development of dentition. A scanning electron microscope study. Trans Eur Orthod Soc, 177–184 (1976)

[35] Duterloo HS, The impact of orthodontic treatment procedures on the remodelling of alveolar bone. Orthodontische Studieweek. Ned Ver voor Orthod Studie (1975)

[36] Duterloo HS, Atkinson PJ, Woodhead C, Strong M, Bone density changes in the mandibular cortex of the ehesus monkey macaca mulatta. Arch Oral Biol. 19, 241–248 (1974)

[37] Eismann D, Kieferorthopädische Befunderhebung. Stomatologie DDR 27, 208 (1977)

[38] Enlow DH, Handbuch des Gesichtswachstums. Quintessenz, Berlin 1989

[39] Enlow DH, Handbook of Facial Growth, 2nd ed. Saunders, Philadelphia 1982

[40] Fischer-Brandies H, Stahl ANF, Kieferorthopädische Modellanalyse. Hanser, München 1995

[41] Gerlach HG, Beziehungen innerhalb der Gebisssegmente. Fortschr Kieferorthop 27, 438–446 (1966)

[42] Graber TM, Orthodontics. Principles and Practice. Saunders, Philadelphia 1972

[43] Grave KC, Brown T, Skeletal ossification and the adolescent growth spurt. Amer J Orthodont 69, 611 (1976)

[44] Greulich WW, Pyle SL, Radiographic atlas of skeletal development of the hand and wrist, 2. Auflage, Stanford University Press, Stanford 1959

[45] Harth G, Biometrische Untersuchungen über die Dimensionen des Normalgebisses in verschiedenen Lebensaltern. Dtsch Mschr Zahnheilk 48, 1537 (1930)

[46] Harzer W, Lehrbuch der Kieferorthopädie. Hanser, München 1999

[47] Hasund A, Klinische Kephalometrie für die Bergen-Technik. Universität Bergen, Bergen 1973

[48] Hasund A, Die Beurteilung des diagnostischen Dreiecks (Tweed) in Beziehung zum Gesichtstyp, der Neigung der horizontalen Gesichtsebenen und Grad der Prognathie. Inf. Orthodontie und Kfo 4, (1969)

[49] Hausser E, Genotypische Bedingtheiten und Paravariationen im Aufbau des Gesichtsschädels. Fortschr Kieferorthop 37, 15 (1976)

[50] Hausser E, Variationskombinationen im Aufbau des Gesichtsschädels. Fortschr Kieferorthop 32, 425 (1971)

[51] Hausser E, Zur Bedeutung und Veränderung der Gaumenfalten des Menschen. Stoma 4, 3–26 (1951)

[52] Hixon EH, Oldfather RE, Estimation of sizes of unerupted cuspid and bicuspid teeth. Angle Orthod 28, 236–240 (1958)

[53] Hoffmeister H, Unter- und Überzahl von Zahnhöckern und -wurzeln als Zeichen einer vererbten Störanfälligkeit der Zahnbildung. In: Stockfisch H, Bimler AB (Hrsg.), Internationale Beiträge zur Kieferorthopädie. Quintessenz, Berlin 1986

[54] Hoffmeister H, Die unterminierende Resorption der zweiten Milchmolaren durch die 6-Jahr-Molaren als Mikrosymptom der vererbten Störanfälligkeit der Gebißbildung. Schweiz Mschr Zahnmed 95, 151–154 (1985)

[55] Hoffmeister H, Zungendruck oder vererbte Störanfälligkeit Hauptursache der Infraposition und Inklusion von Milchmolaren? Fortschr Kieferorthop 44, 316–325 (1983)

[56] Hoffmeister H, Mikrosymptome als Hinweis auf den Erbzusammenhang der Unterzahl, Überzahl und Verlagerung von Zähnen. Vortrag auf dem 8. Kongreß der Internatinal Association of Dentistry für Children (I.A.D.C.), Davos, 1–4 (1981)

[57] Hoffmeister H, Mikrosymptome als Hinweis auf vererbte Unterzahl, Überzahl und

Verlagerung von Zähnen. Dtsch Zahnärztl Z 32, 551–561 (1977)
[58] Hoffmeister H, Nichtanlagen und deren Mikrosymptome beim Sechs- und Zwölfjahrmolaren. Vortrag, Tagung der Deutschen Gesellschaft für Kieferorthopädie in Bonn, 1–8 (1975)
[59] Hoffmeister H, Zwillings- und Familienbefunde zur Manifestationsschwankung bei Oligodontie und Hypodontie und zu verwandten Erscheinungen. Fortschr Kieferorthop 36, 18–33 (1975)
[60] Holdaway RA, A soft-tissue cephalometric analysis and its use in orthodontic treatment planning: Part II. Am J Orthod 85, 279–293 (1984)
[61] Hotz R, Orthodontie in der täglichen Praxis. Med. Verlag H. Huber, Bern–Stuttgart 1954
[62] Jarabak JR, Fizzel JA, Light-Wire Edgewise Appliance, Vol. I. Mosby, St.Louis 1972
[63] Kantorowicz A, Vereinfachung und Erweiterung der Pontschen Tabelle. Fortschr Kieferorthop 18, 101–104 (1957)
[64] Kantorowicz A, Korkhaus G, Moderne orthodontische Therapie. Meusser, Berlin 1928
[65] Kinast H, Der orthopädische Meßkeil – ein Beitrag zur Problematik des Zahnbreitensummen-Zahnbogenlängen-Verhältnisses. Fortschr Kieferorthop 49, 170–191 (1988)
[66] Klink-Heckmann U, Bredy E, Orthopädische Stomatologie, 2. Aufl. Thieme, Stuttgart 1980
[67] Körbitz A, Kursus der Orthodontie. Verlag der Berliner Zahnärztlichen Poliklinik, Berlin 1909
[68] Korkhaus G, Gebiss-, Kiefer- und Gesichtsorthopädie. In: Bruhn C (Hrsg.), Handbuch der Zahnheilkunde, Bd. IV. Bergmann, München 1939
[69] Korkhaus G, Die Grundlagen der orthodontischen Behandlung des bleibenden Gebisses. In: Pichler H (Hrsg.), Handbuch der Zahnheilkunde. 4. Auflage, 6. Band, Urban & Schwarzenberg, Berlin 1931
[70] Korkhaus G, Orthometer. Fortschr Orthod 1, 302–303 (1931)
[71] Leighton BC, Variationen der normalen Gebissentwicklung von der Geburt bis zum Erwachsenenalter. Fortschr Kieferorthop 39, 181–195 (1978)
[72] Linden FP van der, Boersma H, Diagnose und Behandlungsplanung in der Kieferorthopädie. Quintessenz, Berlin 1988
[73] Linden FP van der, Duterloo HS, Die Entwicklung des menschlichen Gebisses. Quintessenz, Berlin 1980
[74] Linder H, Biometrische Untersuchungen des Normalgebisses in verschiedenen Lebensaltern. Fortschr Orthop 1, 22–31, 211–231, 559–578 (1931)
[75] Lundström A, Introduction to Orthodontics. McGraw-Hill, New York 1960
[76] Lundström A, Intermaxillary toothwidth ratio and tooth alignment and occlusion. Acta odont Scand 12, 265–292 (1954)
[77] Miethke RR, Zahnbreiten und Zahnbreitenkorrelationen. Diss., Berlin 1972
[78] Moorrees CF, Thomsen O, Jennsen E, Yen PM, Mesio-distal crown diameters of the deciduous and permanent teeth in individuals. J Dent Res 36, 39 (1957)
[79] Moyers RE, Handbook of Orthodontics, 3rd Edition. Year Book Medical Publishers, Chicago 1973
[80] Mühlberg G, Bräuniger H, Weiskopf J, Zur kritischen Bewertung des Pont'schen Indexes unter Berücksichtigung des geschlechtsbedingten Einflusses. Biologisch-statistische Untersuchungen an 417 eugnathen Gebissen. Dtsch Stomatol 19, 689–701 (1969)
[81] Nance HN, The limitations of orthodontic treatment. I and II, Am J Orthod 33, 177, 253 (1947)
[82] Pont A, Der Zahn-Index in der Orthodontie. Z Zahnärztl Orthop 3, 306–321 (1909)
[83] Pont A, Beitrag zum Studium der Behandlung der Atresie der Kiefer. Z Zahnärztl Orthop 2, 7–15 (1908)
[84] Proffit WR, Fields W, Contemporary Orthodontics. Mosby, St.Louis 1992
[85] Rakosi T, Jonas I. Kieferorthopädische Diagnostik. In: Rateitschak KH (Hrsg.), Farbatlanten der Zahnmedizin. Band 8, G. Thieme, Stuttgart 1989
[86] Rakosi T, Atlas und Anleitung zur praktischen Fernröntgenanalyse, 2. Aufl., Hanser, München 1988
[87] Rees DJ, A method for assessing the proportional relation of apical bases and contact diameters of the teeth. Amer J Orthodont 39, 695 (1953)
[88] Reichenbach E, Brückl H, Kieferorthopädische Klinik und Therapie, 7. Aufl. Barth, Leipzig 1967
[89] Reichenbach E, Zur Morphologie und Klassifizierung der Progenie. Dtsch Stomat 6, 130–136 (1956)

[90] Remane A, Zur Messtechnik der Primatenzähne. In: Abderhalden E (Hrsg.), Handbuch der biologischen Arbeitsmethoden. Abt. VII, Teil 1, Urban & Schwarzenberg, Berlin–Wien 1930
[91] Ricketts RM, Bioprogressive Therapie. 2. Aufl., Hüthig, Heidelberg 1988
[92] Ruhland A, Kieferorthopädische Diagnostik. Hanser, München 1977
[93] Schmuth GPF, Kieferorthopädie. 3. neubearb. Aufl., G. Thieme, Stuttgart 1994
[94] Schopf PM, Kieferorthopädie, Bd. I. Quintessenz, Berlin 1994
[95] Schopf PM, Herstellung und Auswertung von Handaufnahmen. Fortschr Kieferorthop 39, 300 (1978)
[96] Schopf PM, Wurzelmineralisation und Zahndurchbruch im Wechselgebiss. Fortschr Kieferorthop 31, 39 (1970)
[97] Schulze C, Lehrbuch der Kieferorthopädie – Einführung, 3. Aufl., Quintessenz, Berlin 1993
[98] Schulze C, Lehrbuch der Kieferorthopädie – Therapie mit abnehmbaren Geräten, Extraktionstherapie, 2. Aufl., Quintessenz, Berlin 1981
[99] Schulze C, Lehrbuch der Kieferorthopädie – Gebissentwickung. 3. Aufl., Quintessenz, Berlin 1993
[100] Schulze C, Anomalien und Missbildungen der menschlichen Zähne. Quintessenz, Berlin 1987
[101] Schwarz AM, Lehrgang der Gebissregelung, Band 1. Urban & Schwarzenberg, Wien 1961
[102] Schwarz AM, Lehrgang der Gebissregelung, Band 2. Urban & Schwarzenberg, Wien 1956
[103] Schwarz AM, Röntgenostatik. Urban & Schwarzenberg, München 1958
[104] Schwarz AM, Lehrgang der Gebissregelung. Die kieferbezügliche Untersuchung. Urban & Schwarzenberg, Berlin 1936
[105] Segner D, Hasund A, Individualisierte Kephalometrie. Hansa Dont, Hamburg 1991
[106] Servoss M, The acceptability of Steiner's acceptable compromises. Am J Orthod 2 (1973)
[107] Simon PW, Grundzüge der systematischen Diagnostik der Gebissanomalien. Meusser, Berlin 1922
[108] Stähle H, The determination of mesiodistal crown width of unerupted permanent cuspids and bicuspids. Helv Odont Acta 3, 14–17 (1959)
[109] Staley RN, Kerber RE, A revision of the Hixon and Oldfather mixed-dentition prediction method. Am J Orthodont 78, 296 (1980)
[110] Stangenberg W, Die Kiefermodell-Analyse des Milchgebisses (Kritische Beurteilung des Tübinger Index). Med Diss, Tübingen 1987
[111] Steiner CC, The use of cephalometrics as an aid to planning and assessing orthodontic treatment, Am J Orthod 46, 721 (1960)
[112] Steiner C, Cephalometrics in clinical practice, Angle Orthod 29, 8 (1959)
[113] Steiner CC, Cephalometrics for you an me. Am J Orthod 39, 729–755 (1953)
[114] Stockfisch H, Rationelle Kieferorthopädie, Bd. I. Quintessenz, Berlin 1985
[115] Stockfisch H, Fernröntgen-Diagnose, Fernröntgen-Prognose für die kieferorthopädische Allgemein- und Fachpraxis. Hüthig, Heidelberg 1980
[116] Subtelny JD, Oral habits-studies in form, function, and therapy. Angle Orthodont 43, 347 (1973)
[117] Subtelny JD, Malocclusion, speech, and dentition. Am J Orthodont 48, 685 (1962)
[118] Tonn P, Über die mesio-distalen Zahnbreiten-Relationen der Zähne des Oberkiefers zu den entsprechenden des Unterkiefers bei normaler und anormaler Okklusion. Med Diss, Berlin 1937
[119] Tweed CH, The diagnostic facial triangle in the control of treatment objectives. Am J Orthod 55, 561 (1969)
[120] Tweed C, Clinical Orthodontics. Mosby, St. Louis 1966
[121] Tweed CH, A philosophy of orthodontic treatment. Am J Orthod 31, 74 (1945)
[122] van der Linden FPGM, Duterloo HS, Die Entwicklung des menschlichen Gebisses. Ein Atlas. Quintessenz, Berlin 1980
[123] Weise W, Weitere Untersuchungen über Zahnbogensollwerte. Fortschr Kieferorthop 28, 369–378 (1967)
[124] Weise W, Benthake F, Die heutige Bedeutung der Zahnbogensollwerte für die kieferorthopädische Behandlung. Zahnärztl Welt/Reform 66, 622–630, 661–665, 700–705 (1965)
[125] Zielinsky W, Über die Verbesserung unserer Methoden zur exakten Bestimmung horizontaler Lagerungsanomalien am Gebiss und die Erleichterung der vorzunehmenden Untersuchungen durch die Anwendung des „Orthometers". Z Zahnärztl Orthop 5, 467–477 (1911)

Stichwortverzeichnis

A

Abformung, exakte 23
Abweichungen
- sagittale 24, 33
- transversale 24f.
- vertikale 24, 38

Alter
- chronologisches 128
- dentales 104
- morphologisches 119
- skelettales 128

Analyse
- dentale 58
- metrische 58
- nach Björk und Skieller 92
- nach Jarabak 88
- nach Rees 48
- nach Ricketts 86
- nach Schwarz 81
- nach Segner und Hasund 83
- nach Steiner 79
- orthogonale 11
- sagittale 58
- vertikale 58

Angle-Klassifikation 9, 13
- Synonyme 11

Anomaliediagnose 14
Antagonist 7, 20
anterior ratio 45
Ästhetik, dentofaziale 76
Ästhetik-Linie 137
Ästhetische Ebene nach Steiner 144
Asymmetrie 20

B

Befundgruppen nach Schmuth 13
Behandlungsplan 23
Behandlungsziel 23
Beißkomponente 20
Bezugsebenen 63
Bezugspunkte
- dentale 60
- konstruierte 59
- skelettale 59

biogenetische Einteilung 11
Bisshebung, physiologische 4
Bisslage 9, 11, 13
Bogenform, ideale 11
Bolton-Analyse 48
Breitenrelation nach Bolton 45
Breitensummen, mesiodistale 45
Bukkalsegmente 27

D

Deckbiss 1
Dentition 1
- erste s. *Milchgebiss*
- zweite s. *permanentes Gebiss*

diagnostisches Dreieck nach Tweed 76
Diaphyse 123
Distalokklusion 10
Durchbruchsdynamik 6
Durchbruchsstörungen 106
Durchbruchszeiten 1
- Milchzähne 1

Dysfunktionen 21
Dysgnathie 2, 12
dysmorphologische Klassifikation nach Ehmer 15
Dystopie 18

E

Eckzahnangulation 116
Eckzahnposition 116
Eckzahnverlagerung 116
Enface-Analyse 146
Engstand 5
- frontaler 9

Entwicklungsstörung 15
Epiphyse 123
Erscheinungsbild des Patienten 131
Expressivitätsunterschiede 14

F

FDI 24
Fernröntgenseitenbild 18, 53

Fotostatanalyse 131
– nach Schwarz 135
Fotostatus 132
Frankfurter Horizontale 134
free way space 21
Frontalbild 131
Frontzahnprotrusion 9
Frühzahner 3, 102

G

Gaumenhöhenindex nach Korkhaus 38
Gebissentwicklung 1
Geminationsstadien s. *Reifestadien*
Gesamtprofil 139, 142
– ideale Proportionen 139
Gesichtshöhe, vordere 86
Gesichtshöhenverhältnis 20, 68
Gesichtsprofil nach Schwarz 135
Gesichtsschädel, Wachstumsvorhersage 53
Gesichtssymmetrie 146
Gesichtstyp 53
– disharmonischer 84
– harmonischer 84
Gnathometrie 81f.
Goldener Schnitt 141

H

Handröntgenanalyse 119
Handskelett
– Anatomie 119
– Reifestadien 123
Harmoniebox 83
Höckerbiss
– doppelter 18
– einfacher 18
– gekreuzter 18
Höcker-Fissuren-Verzahnung 6
– neutrale 4f.
Höcker-Höcker-Verzahnung 5
Holdaway-Formel 77

I

Index nach Tonn 25
Indexzahl 25
Infraokklusion
– frontale 20
– laterale 20
Infraposition 38
Interkuspidation, ideale 11
Inzisalkante 24

K

Kauebene 38
Kephalometrie 53
Kieferprofilfeld 135
Kieferwinkel 94
Kompensationskurve, sagittale s. *Spee-Kurve*
Kontaktpunkt 8
– approximaler 24
Konturbeschreibung 146
Körpergröße 128
Korrekturfaktor 25
Kraniometrie 81
Kreuzbiss 18
– artikulärer 20
– lateraler 26
Krone, klinische 8
Kronenangulation 7
Kronenneigung 8
Kronentorque 8

L

Längenachse 7
leeway space 6, 40
Leitsymptome 13
– korrespondierende 15
– nach Klink-Heckmann, Reichenbach und Bredy 14
– nicht korrespondierende 15
Lingualneigung 8
Lippenprofil 20
– ideales 138
– protrusives 138
– retrusives 138
Lippenprofilanalyse
– nach Korkhaus 139
– nach Ricketts 139
– nach Schwarz 136
Lippentreppe
– fehlende 139
– negative 139
– positive 139
lutschoffener Biss 20

M

Mandibularebene nach Downs 76
Mesialbiss
– beidseitiger 10
– einseitiger 10
Mesialokklusion 10
Mesialstand, Seitenzähne 34
Mesialverschiebung 4
– sekundäre 4

Mesialwanderung 4, 27
mesiodistaler Typ 7
Messpunkte 29
Milchgebiss 1
– lückenloses 1, 4
– lückiges 1, 5
Milchmolare, Infraposition 21
Milchmolarenabschluss
– mesial präformierter 6
– stufenloser 6
Milchzahnbogen 51
Mineralisation 1
Mittellinie
– basale 27
– Oberkiefer 27
Mittellinienverschiebung
– dentale 27, 35
– mandibuläre 20, 27
Modellanalyse 20
– Raumebenen 23
Modellvermessung 24
Molarenfelder 4
Molarenkonstanz 9
Molarenrelation 7
morphologische Kriterien 9

N

Nasenlänge
– horizontale 141
– vertikale 141
Nasolabialwinkel nach Holdaway 86
Neutralbiss 9
Neutralokklusion 11
Nomenklatur 12
Nonokklusion 14
– bukkale 26
– linguale 26
Normalokklusion 8
Normalzahner 3, 102
Normwerte, individualisierte 83
Null-Meridian nach Gonzales-Ulloa 142

O

Oberlippe
– negative 138
– positive 138
offener Biss 1, 9, 20
– frontal 20
– seitlich 20
Okklusion
– sechs Schlüssel 7
– Seitenzähne 9, 13

Okklusionsabweichungen 15, 18
– sagittale 15
– transversale 18
– vertikale 20
Okklusionsanomalie 26
Okklusionsebene 8, 18
Orthopantomogramm 27, 97
– diagnostische Regionen 100
– Nachteile 97
– Vorteile 97
– Weisheitszahnanlage 105
overall ratio 46
overbite s. Überbiss

P

Parameter
– dentale 74
– metrische 72
– sagittale 65
– vertikale 68
permanentes Gebiss 1
– Durchschnittsbreite 25
Platzanalyse
– permanentes Gebiss 44
– Unterkiefer 49
Platzangebot 10, 44
Platzbedarf 44
Platzbedarfsanalyse nach Nance 44
Platzverhältnisse
– Einzelkiefer 25
– Frontzahngebiet 26
– Seitenzahngebiet 26
Pont-Index 29
Presskomponente, invertierende 20
Primatenlücken 5
Profil
– gerades 136
– konkaves 136
– konvexes 136
– skelettales 142
Profilanalyse 138
– nach Holdaway 144
– nach Legan und Burstone 144
Profilaufnahme 131
– halblaterale 131
Profilklassifikation nach Schwarz 135
Profilkonvexität nach Subtelny 142
Profilkurvatur 136
Profillinie 11
Profiltyp 71
– disharmonischer 71
– harmonischer 71

Progenieeinteilung 14
Pseudotiefbiss 21

R

Randleiste
– distale 7
– mesiale 7
Raphe-Medianebene 27, 36
Rechts-Links-Asymmetrie 47, 147
Reife, somatische 119
Reifestadien 101
Rekonstruktion 15
Ricketts-Formel 77
Röntgendiagnostik, allgemeine Hinweise 99
Röntgenstatus 97
Röntgenübersicht, fehlende 98
Rotation 8
Rücklage, Unterkiefer 1

S

Saugen 20
Schneidezähne
– individuelle Einstellung nach Steiner 80
– Stellung 34
Schneidezahnwechsel 4
Segmentanalyse nach Lundström 44
skelettale Anomalien, Klassifikation 53
Soll-Ist-Wert-Vergleich 33
Spätzahner 3, 102
Spee-Kurve 9, 38
– flache 9
– umgekehrte 9
Spina-Aufnahme 26
Steiner-Formel 76
Streckenmessungen 59
Stripping 48
Stützzone 40
Stützzonenanalyse 40
– nach Berendonk 41
– nach Hixon und Oldfather 43
– nach Moyers 41
Stützzoneneinbruch 42
Stützzonenmittelwerte 40
Supraokklusion
– frontale 20
– laterale 20
Supraposition 38
Symmetrievergleich 23, 36, 131
– sagittaler 23
– transversaler 23
Symphysenstruktur 27

T

Terminologie 7
tiefer Biss 21
– echter 21
– frontaler 21
– seitlicher 21
Trimmen 23
Tübinger Milchgebiss-Index 51
Tweed-Formel 76

U

Überbiss 19
Unterkiefer
– Rotationsformel 95
– Wachstumsprognose 95
Unterkiefermitte 26
Unterkieferschneidezähne, Position 76
Unterlippe
– negative 138
– positive 138

V

Venn-Diagramm 11
Verlängerungstendenz 20
Vorbiss, Unterkiefer 1
VTO (Visual Treatment Objectives) 87

W

Wachstum
– gegen Uhrzeigersinn 92
– horizontales 68, 88, 92
– im Uhrzeigersinn 92
– neutrales 88, 93
– vertikales 68, 88, 92
Wachstumspotenzial 128
Wachstumsrhythmuskurve nach Björk 126
Wachstumsrichtung nach Björk und Skieller 92
Wachstumsveränderungen 4
Wachstumsverlauf 126
Wangenbeißen 21
Wechselgebiss, Durchbruchsmodus 6
Weichteilprofil 142
Weichteilpunkte 61
Weichteilwinkel nach Holdaway 83
Weisheitszähne 105
Winkelmessungen 59
WITS-Analyseverfahren nach Jacobson 65
Wurzelwachstum 2

Z

Zahnentwicklungsstadien 104
Zahnalterbestimmung 101
Zahnappell 24
Zahnbildung, Störanfälligkeiten 106
Zahnbogen, Platzverhältnisse 23
Zahnbogenabstand, transversaler 29
Zahnbogenbreite 29
- hintere 29, 32
- vordere 29, 32
Zahnbogenform 10
Zahnbogenlänge 29, 34
Zahnbogenlängenmessung nach Korkhaus 33
Zahnbogenmitte 23
Zahnbreite
- Asymmetrie 24, 27
- Disharmonie 48
- Symmetrie 27

Zahnentwicklungsstörungen 106
Zahnfach, Entwicklungsstadien 105
Zahnfehlstellungen 7
Zahngrößenmissverhältnisse 8
Zahnkippung 21
Zahnkrypte, Entwicklungsstadien 104
Zahnmaterial
- Disharmonie 23, 25
- Überschuss 25
Zahnmineralisationsstadien 101
Zahnretention 21
Zahnwanderungen 27, 36
Zahnwechsel 2
Zungenpressen 21

Notizen